TOPOGRAPHIE MÉDICALE

RECHERCHES HYDROLOGIQUES

SUR L'ARRONDISSEMENT

DE CHATEAU-GONTIER

(Mayenne)

PAR LE D[r] ÉM. MAHIER,

Médecin en chef des Hospices, membre du Conseil d'hygiène de Château-Gontier, de la Société d'hydrologie médicale de Paris, de la Société médicale d'Angers, etc., etc.

SUIVIES D'UNE CARTE GÉOLOGIQUE & HYDROTIMÉTRIQUE

DE CET ARRONDISSEMENT

PARIS

J.-B. BAILLIÈRE & FILS

LIBRAIRES DE L'ACADÉMIE IMPÉRIALE DE MÉDECINE,

Rue Hautefeuille, 19, près le boulevard Saint-Germain.

1869

TOPOGRAPHIE MÉDICALE

RECHERCHES HYDROLOGIQUES

SUR L'ARRONDISSEMENT

DE CHATEAU-GONTIER

(Mayenne)

TOPOGRAPHIE MÉDICALE

RECHERCHES HYDROLOGIQUES

SUR L'ARRONDISSEMENT

DE CHATEAU-GONTIER

(Mayenne)

PAR LE D[r] ÉM. MAHIER,

Médecin en chef des Hospices, membre du Conseil d'hygiène de Château-Gontier, de la Société d'hydrologie médicale de Paris, de la Société médicale d'Angers, etc., etc.

SUIVIES D'UNE CARTE GÉOLOGIQUE & HYDROTIMÉTRIQUE

DE CET ARRONDISSEMENT

PARIS

J.-B. BAILLIÈRE & FILS

LIBRAIRES DE L'ACADÉMIE IMPÉRIALE DE MÉDECINE,

Rue Hautefeuille, 19, près le boulevard Saint-Germain.

1869

A LA MÉMOIRE DE MON PÈRE,

ANCIEN PHARMACIEN-CHIMISTE,

Membre de la Société de Pharmacie de Paris, etc.....

A MM. CHEVALLIER & ROBINET,

Membres de l'Académie impériale de médecine.....

Ces *Recherches*, contrôlées et présentées à l'Académie impériale de médecine par M. Robinet, ont donné lieu à un Rapport de M. Vernois, au nom d'une Commission.

(Voir ce Rapport dans les comptes-rendus de l'Académie, séance du 17 septembre 1867.)

AVANT-PROPOS

Hippocrate, ce médecin philosophe, que l'on cite tant et qu'on lit si peu, voulait que le praticien, en arrivant dans une localité, recueillît toutes les données qui peuvent l'éclairer sur la nature et le traitement des maladies qui se présentent à son observation. (Hippocrate. *Traité des airs, des eaux et des lieux.* § I.)

Les influences extérieures, dit-il, sont la puissance souveraine qui gouverne la santé et la maladie, et parmi ces influences, il mettait en première ligne celles produites par les eaux, soit prises à l'intérieur, soit qu'on en absorbe les exhalaisons.

Ses appréciations, il est vrai, ne sont pas toujours justes (*V.* ch. 3, 4, 5 et 6), relativement aux eaux des villes et des campagnes ; ses vues sont le plus souvent hypothétiques et contraires à l'expérience, mais elles dénotent une grande sagacité et démontrent à la fois l'importance que ce grand maître, en fait d'épidémie, attachait à la connaissance approfondie des eaux.

Après Hippocrate, dans toute l'école grecque comme dans l'école latine, on ne retrouve que des fragments isolés sur cette question, tant dans les œuvres des naturalistes que dans celles des médecins ; et cependant ceux-ci savaient admirablement apprécier l'influence des eaux au point de vue de l'hygiène, qui à cette époque se confondait avec la médecine proprement dite. On cite sans cesse, à tort selon nous, Pline * et Sénèque, ** comme ayant traité particulièrement ce

* Pline. — *Histoire naturelle*

** Sénèque. — *Questions naturelles*

sujet ; car ils ont seulement enregistré plusieurs fables populaires mêlées à quelques vérités mal interprétées sur les propriétés merveilleuses de l'eau des sources et des fleuves qu'il est inutile de citer ici.

Malgré la rareté de documents sérieux qui nous sont parvenus sur cette matière, personne n'ignore que tous les peuples de l'antiquité se sont fait remarquer dans l'histoire de la civilisation par les soins qu'ils prenaient à appliquer les préceptes de l'hygiène, et principalement à se procurer des eaux de bonne qualité pour l'usage des populations agglomérées. Les monuments qu'ils élevaient témoignent encore, par les vestiges qui nous restent, de la grandeur de leurs idées à cet égard, et, dans cette question comme dans beaucoup d'autres, nous devons les admirer dans les conséquences qu'ils ont pu tirer du peu de principes qu'ils avaient.

Les Romains, par exemple, ont laissé dans toutes leurs conquêtes des traces de constructions parfois gigantesques d'aqueducs ou de thermes magnifiques.

Pénétré de la nécessité de faire franchir à l'eau de longues distances, en lui conservant toute sa pureté, ce grand peuple imagina ces immenses conduits qui servaient à alimenter d'eaux non-seulement sa capitale, mais encore tous les principaux centres de population de son vaste empire.

M. le docteur Commaille, dans un remarquable travail sur les aqueducs, thermes et bains de l'antiquité romaine, nous a donné des détails techniques très intéressants sur ces édifices et sur le personnel qui y était attaché. Des travaux d'une telle importance, dit ce médecin, et d'une si grande étendue, exigeaient des ingénieurs habiles et un personnel très nombreux, destinés soit à la construction, soit à la surveillance, soit à la conservation de ces utiles monuments.

Ce n'est pas une des choses les moins merveilleuses de voir comment on put déterminer les niveaux, s'assurer de l'altitude du point d'émergement relativement au point d'arrivée, et régler la pente. Ce qui frappe également, quand on suit un de ces longs canaux, si souvent aériens, qui rayonnent de Rome, ce sont les contours nombreux et les angles, quelquefois droits et même aigus, qu'ils affectent dans leurs parcours, dans le but probable d'empêcher la marche trop rapide de l'eau.

Les Romains, dit encore M. Commaille, du moins jusqu'au Bas-Empire, ne paraissent pas avoir connu l'usage du siphon pour franchir le fond des vallées ou le sommet des côtes ; aussitôt qu'une dépression du sol venait à gêner le déploiement de l'aqueduc souterrain, vite ils construisaient des arcades, et l'eau poursuivait son cours en conservant à peu près la même pente. Cependant le siphon

[1] Le mot *sipho* désignait également une pompe ; les pompiers étaient les *siphonarii*.

(σίφων) employé au transvasement des liquides, remonte à une très haute antiquité. On en attribue la découverte aux Égyptiens, qui en ont sculpté l'image sur leurs monuments.

Le personnel nombreux qu'on employait pour construire et entretenir ces aqueducs, était composé de *libratores* (niveleurs ou ingénieurs), qui avaient sous leurs ordres les *circitores* (*circare*, tourner) ou inspecteurs, les *metitores* (μέτρον, mesure) ou distributeurs d'eau.

Ces derniers avaient à surveiller la répartition de l'eau du *castellum* jusqu'aux réservoirs privés. Puis venait l'*aquarium* ou fontainier.

Selon les époques, les aqueducs furent construits en divers genres de maçonnerie, que les Romains nommaient *structura* ou *opus*.

Le canal couvert d'un aqueduc portait un nom particulier, c'était le *specus*, et formait la partie enfouie sous le sol ; de distance en distance, diverses ouvertures étaient pratiquées sur le parcours de ces conduits.

Les grands travaux que les Romains firent bientôt dans le but de se procurer de bonnes eaux potables, les engagèrent à ne rien négliger dans leur aménagement. Aussi ils laissaient les eaux s'épurer spontanément par le repos avant de les livrer à la consommation. Pour cela, ils établirent de grands réservoirs couverts, nommés *piscinæ limariæ* (boueux), où les eaux s'épuraient successivement dans différentes chambres.

Les eaux des aqueducs se distribuaient en ville au moyen d'autres réservoirs ou châteaux d'eau, désignés d'abord sous le nom de *divicula*, puis de *castella*.

L'eau du *castellum publicum* se rendait dans un vaste bassin où tout le monde avait le droit de puiser avec le seau (*hydria*, ὑδρία, ou *situla*). Ce bassin portait le nom de *lacus*; il y en avait un grand nombre à Rome.

L'*immissarium* n'était qu'une simple auge en pierre ou en briques. Le *lacus* devenait un *colymbus* (κόλυμβος, κολυμβᾶν, plonger), quand on y lavait le linge, et c'était un *aquarium* quand il servait d'abreuvoir.....

L'édilité romaine établit un grand nombre de concessions d'eau à des particuliers. Les conduits plus étroits, qui servaient à ces dérivations, se nommaient *fistulæ*..... Les droits de chaque concession étaient réglés par un marché, nommé *aquæ haustus* (*haurio*, ἀρυω, je puise), passé avec l'*aquaria provincia*, l'intendance des eaux. Auguste plaça Agrippa avec le titre de *Curator aquarum*, à la tête de cette administration.....

Ces détails, curieux à plus d'un titre, prouvent combien les Romains s'occupaient des eaux, au point de vue de l'hygiène publique et à quel degré de civilisation ils étaient parvenus.

La législation administrative des Romains, dit M. Levy, est moins connue que leurs lois civiles et politiques ; mais elle a dû être admirable, si l'on en juge par la disposition de leurs villes, par les constructions monumentales qu'ils exécutaient dans un but sanitaire, par une foule d'indices historiques. Chaque ville avait ses réglements de voierie et de salubrité publiques, modelés sur ceux de Rome et appropriés aux diversités locales. L'esprit de *centralisation* qui se manifeste si énergiquement dans la politique romaine, n'allait point jusqu'à mutiler les prérogatives municipales; et, quoique liées fortement au pouvoir central de Rome, les autres villes s'administraient avec une grande liberté dans le cercle de leurs intérêts spéciaux. Les fragments, qui nous sont conservés de la *Tabula Heracliensis,* nous donnent une idée des soins minutieux que le magistrat prescrivait pour l'entretien de la voie publique, pour la circulation des voitures, etc. Un passage de cette loi ou de ce réglement nous apprend que les vidanges s'effectuaient la nuit, et que des voitures servaient, comme aujourd'hui, à cet usage : « *Quæ plaustra noctu in urbem inducta erunt, quo minus ea plaustra inania, aut stercoris exportandi causa, etc.* (V. *Institutes de Justinien,* traduite par Blondeau, t. II, p. 80.)

Les inconvénients d'une exposition mauvaise des cités n'échappaient point aux anciens. Vitruve rapporte que la ville de Salapia, placée d'abord au nord-ouest d'un marais *(Salapina palus),* dont elle recevait les émanations délétères, fut transportée à quatre milles de là, au sud-est du marais, auquel Hostilius fit procurer un écoulement vers la mer. Il n'a pas tenu à Jules-César et à Auguste que les marais Pontins ne fussent à jamais desséchés.

En agriculture, la question des eaux ne leur était pas moins connue : Virgile dans ses *Géorgiques,* Caton et Varron dans leurs *Traités d'agriculture (de Re rusticâ),* et surtout Columelle (Liv. XVII), traitent de la distribution et du choix de l'eau.

Columelle termine un chapitre en disant : « Dans la bonne comme dans la mauvaise santé, nul de nous ne prolonge sa vie sans une eau de bonne qualité. » (Liv. XVII.)

Après la chute de l'Empire romain, on ne trouve plus d'applications hygiéniques; avec la nouvelle société, l'hygiène corporelle le céda au développement religieux, l'amélioration physique du sort des populations fut abandonnée; huit siécles de barbarie vinrent entraver tout progrès des sciences et de civilisation.

Du XIIe au XVIe siécle, il y eut bien une époque anticipée de renaissance des sciences et des lettres en Orient, mais l'impulsion qu'elle imprima fut stérile en médecine et en hygiène. Loin de suivre les doctrines d'Hippocrate, les médecins d'alors marchèrent de pair avec les philosophes et se perdirent dans des abstractions qui ne profitérent nullement à l'humanité.

Malgré l'introduction de la peste et des maladies orientales, importées en Europe par les guerres et la famine, on ne vit aucune application hygiénique se réaliser.

Il faut traverser des époques considérables pour voir surgir une science pratique, la chimie, qui transforma toute la médecine ; celle-ci fut dès lors étudiée avec plus de goût et appliquée avec plus de résultats favorables.

La chimie, qui depuis nous a donné l'hygiène publique et privée, ne se fit réellement entrevoir qu'à la fin du XVIIe siècle, dans la physique expérimentale de Bayle et dans les œuvres de E. Stahl, auteur véritable de la doctrine du phlogistique et créateur de la théorie des éléments, base de la chimie organique ; et c'est alors, seulement, que commença la grande époque scientifique contemporaine, préparée par Priestley et Scheele et inaugurée par Lavoisier. Ce ne fut, en effet, que depuis cet illustre et infortuné savant que la chimie et la physique, ces deux sœurs si étroitement liées dans leur berceau et dans leur progrès, devinrent des sciences réelles, positives et qui, par leurs applications, transformèrent profondément la pratique médicale. La chimie moderne, en découvrant la nature, c'est-à-dire la composition élémentaire et immédiate de l'atmosphère, de l'eau, du gaz carbonique et des principes immédiats des plantes et des animaux, vint donc, plus de 2,000 ans après Hippocrate, tenter tardivement, il est vrai, de réaliser les conceptions admirables et hypothétiques du divin vieillard dans l'étude des *milieux* et des *causes* des maladies. C'est à cette science, qui a doté la thérapeutique de tant de merveilleux agents sans lesquels le médecin resterait impuissant dans une foule de circonstances, c'est à cette science, récente encore, que nous demandons actuellement, plus que des médicaments pour combattre des maladies déclarées, mais bien la connaissance étiologique même de ces maladies, et par conséquent les moyens de les prévenir.

Dans l'étude des *airs*, l'une des grandes causes soupçonnées de produire les influences les plus nuisibles sur le développement des maladies endémiques et épidémiques, nous devons avouer que jusqu'ici la chimie et la physique ne nous ont pas encore donné toutes les connaissances qu'on en attendait. Malgré les travaux et les découvertes qui se sont faites depuis Priestley sur l'air atmosphérique, malgré les expériences récentes d'ozonométrie et les recherches sur la génération des microzoaires et des microphytes, il nous est encore impossible d'expliquer, par des changements atmosphériques bien observés, la cause des épidémies. Nul ne peut en effet déterminer la nature intime des *miasmes*, des corpuscules ou des fluides gazeux mélangés à l'air, qui produisent l'*infection ;* et tous les désinfectants, gazeux, liquides ou solides, n'ont pu encore nous prémunir contre le choléra ou le typhus. Ainsi, le 14 avril 1832, au plus fort de l'épidémie de choléra, Julia Fontenelle analysait vingt échantillons d'air atmosphérique pris dans vingt points différents de Paris, et ne pouvant saisir aucune modification dans sa composition, il empêchait qu'on ne tirât le canon dans les rues où il se trouvait une plus grande quantité de cholériques, comme on le proposait empiriquement.

Aujourd'hui l'analyse de l'air, malgré les efforts de beaucoup de savants et notamment de M. Lemaire sur l'air confiné, n'a rien pu démontrer de précis avant et pendant les épidémies ; de telle sorte que, en dehors des prescriptions hygiéniques particulières, on voit encore pendant le cours du choléra ou du typhus des villes, les habitants s'efforcer de modifier l'état de l'atmosphère en allumant de grands feux sur les places publiques et dans les carrefours. Hippocrate n'agit pas autrement jadis pour chasser la peste d'Athènes, il fit allumer de grands feux par toute la ville et ordonna de suspendre partout des fleurs odorantes. (Aétius.) En 1627, dans la peste de Lyon, les magistrats ordonnèrent de brûler des bois odoriférants devant les maisons. A Marseille, en 1720, et même pendant la dernière épidémie de choléra, on employa, avec plus ou moins de bons résultats, ce moyen purificateur. Disons, en passant, que si ce moyen n'est pas couronné de succès contre la masse atmosphérique d'une contrée, il peut être très efficace dans les habitations publiques ou privées, car la combustion bien dirigée est à la fois un des éléments les plus sûrs d'une bonne ventilation.

L'étude actuelle des *eaux* et des *lieux* satisfait mieux que celle de l'air atmosphérique, et, sous ce rapport, la chimie moderne qui a créé la minéralogie, la géologie et l'hydrologie, sciences qui se complètent l'une par l'autre, nous permet de résoudre bien des problèmes d'hygiène, dont la solution était impossible avant elle. La connaissance exacte d'un terrain implique en effet la valeur des eaux, et nous pouvons déclarer qu'il est dangereux d'habiter tel ou tel territoire, comme de se servir de telle ou telle eau. Ce n'est toutefois que depuis peu de temps que des recherches analytiques sérieuses ont été dirigées sur les eaux de sources, de fleuves ou de rivières qui peuvent être distribuées aux populations pour leur usage, et qu'on s'est occupé d'en étudier les effets sur la santé publique. Dans tout le XVIIIe siècle, on s'efforça seulement de faire connaître les eaux minérales et de les séparer des eaux ordinaires. Quelques grandes cités se préoccupèrent bien à cette époque de faire venir des eaux publiques en assez grande quantité, mais elles négligèrent presque toujours de s'enquérir de sa qualité.

Nous devons cependant faire exception pour la ville de Londres qui, grâce à l'habile et savant ingénieur Middleton, dans le cours du XVIIe siècle, fut dotée d'une distribution d'eau considérable et qui devait remplir toutes les bonnes conditions d'une eau potable. Longtemps après, soit que ces eaux aient changé de nature, soit que les autres travaux, exécutés depuis cette époque, aient amené d'autres eaux moins parfaites, un remarquable chimiste anglais, Clarck, en 1842 déclara, après avoir étudié la composition des eaux publiques de cette ville, qu'il y était consommé chaque jour 37 millions et demi de gallons d'eau, laquelle, purifiée par un procédé qu'il indiqua, pouvait déposer 24 tonnes de chaux solide, c'est-à-dire 8,835 tonnes par an !...

Ces chiffres effrayèrent, car on ne put supposer que le passage journalier d'une énorme quantité de sel calcaire dans l'économie fut d'une parfaite innocuité.

Actuellement les questions d'hydrologie sont à l'ordre du jour et de nombreux chimistes se sont mis à l'œuvre. L'hygiène publique s'est efforcée de faire connaître les eaux malfaisantes pour certaines grandes villes, telles que Paris, Bordeaux, Lyon et Toulouse, etc.

Un des premiers, M. Dupasquier, chimiste distingué de Lyon, a publié pour cette ville un remarquable mémoire sur les eaux de sources ou de rivières, considérées sous le double rapport hygiénique et industriel.

M. Bouchardat, en 1844, a fait de nombreuses expériences de filtrages des eaux, pour calmer les esprits inquiets de la présence des substances organiques que l'on venait de dénoncer comme très préjudiciables à la santé des populations.

Dans un travail complet et des plus remarquables, M. Blondeau (1850) a fait connaître tous les inconvénients des eaux de puits. Enfin d'autres études extrêmement remarquables ont été réunies, sous les auspices de M. Dumas, alors ministre de l'agriculture et du commerce, afin d'en composer un Annuaire des eaux de France.

En dehors de ce recueil, MM. Bouchardat, Marchand de Fécamp (1852), Boudet et Boutron (1858), les inventeurs de l'hydrotimétrie, Bobierre de Nantes, Ossian Henry, Lefort, Poggiale et Robinet, se sont occupés d'une manière spéciale de l'hydrologie, et ce sont leurs analyses qui en ce moment servent de modèle.

M. Robinet, chimiste éminent non moins qu'hygiéniste distingué, frappé de l'important rôle que jouent les eaux sur la santé publique, et non content d'avoir rendu à la ville de Paris les services les plus signalés en complétant son immense distribution d'eaux, a entrepris un travail considérable d'études générales sur les eaux douces, vaste entreprise, digne d'un esprit habile et consciencieux, qui est appelée à donner les résultats les plus inespérés à l'hygiène publique et à l'agriculture.

Tout ce mouvement scientifique a conduit les administrations de presque toutes les villes un peu importantes à exécuter des travaux qui offrent parfois une supériorité marquée sur ceux des anciens.

Ce parallèle est actuellement tout à l'avantage de notre époque et ne diminue en rien le mérite des peuples de l'antiquité, qui ont plutôt manqué du bonheur de l'expérience que de la force du raisonnement.

Les aqueducs monumentaux des Romains ne se rencontrent plus, il est vrai, autour de nos grandes villes, et tout le luxe architectural que ce peuple mettait à l'établissement de ses bassins et de ses châteaux d'eau, mais nous voyons des rivières considérables détournées au profit des populations, des masses énormes d'eaux élevées et répandues en abondance à l'aide de machines à vapeur d'une puissance extrême, et enfin des puits artésiens qui font jaillir des milliers de mètres cubes d'eaux des plus grandes profondeurs de la terre.

Les puits artésiens, sans doute, ne sont point d'invention récente; les Chinois, depuis un temps immémorial, s'occupaient du forage des sources jaillissantes d'une profondeur quelquefois considérable (plus de 3,000 pieds). En Europe, dès la fin du moyen-âge, on voyait l'usage des puits artésiens répandu dans le nord de l'Italie, et, dès 1126, sous Louis-le-Gros, le premier puits artésien fut creusé en France.

Maintenant, les nouvelles applications des sciences géologiques, physiques et chimiques, ont fait de ces sondages une des grandes découvertes et des plus admirables inventions de notre époque, par la précision avec laquelle il est possible d'en prédire les résultats. La théorie des puits artésiens qui permet à l'ingénieur, avant de commencer ses travaux, de dire, comme le fit M. Héricart de Thury dans son rapport du 8 avril 1840, le nombre et la nature des couches de terrains à traverser, à quelle profondeur on doit trouver l'eau, et de quelle nature sera cette eau, ainsi que sa température; cette théorie, due au progrès de nos sciences actuelles, nous donne droit de revendiquer l'invention de ces puits. Ceux des anciens restent le produit de l'instinct et de l'empirisme, car ils n'ont pu être dictés par des connaissances scientifiques.

Toutes ces applications, faites dans le but d'améliorer l'hygiène publique, ont pris, dans ces derniers temps, des proportions considérables dans les grands centres de population. Dans les petites villes, dans les campagnes, il n'en est pas encore de même, et ce n'est que çà et là qu'on peut rencontrer une petite localité, qu'une main intelligente et fortunée a doté d'une bonne distribution d'eaux potables.

Si l'hygiène publique des grandes cités fait chaque jour des progrès heureux et rapides, celle des campagnes est encore dans l'enfance sous bien des rapports. Dans nos contrées de l'ouest de la France, et particulièrement dans l'arrondissement qui nous occupe, les irrigations et les drainages commencent seulement à être appréciés au point de vue de l'agriculture et de l'assainissement du sol, et leur pratique est infiniment trop limitée. On n'enseigne pas assez, dans les comices, que les irrigations bien faites, bien exécutées, permettraient de diminuer la culture des céréales, et d'élever celle des plantes fourragères qui fécondent le sol, et que les drainages, en détruisant les marécages, rendent des services aussi puissants à l'agriculture qu'à l'hygiène générale du pays.

Tant qu'aux eaux potables, il est à remarquer que la plus coupable insouciance règne parmi nos habitants. Les fontaines publiques et les puits sont partout dans l'état le plus primitif; l'aménagement des eaux potables est complètement nul dans les bourgs et dans les campagnes, et cependant, comme l'indique M. Grimaud de Caux, auteur d'intéressantes recherches sur ce sujet, lorsque les habitants des campagnes et leurs animaux manquent d'eau pendant l'été, leurs souffrances sont grandes, et sont toujours le résultat de l'incurie et non de circonstances de force majeure. Les eaux sont, pour la qualité et la quantité, ce que les font l'intelligence humaine.

Pour ces motifs, nous nous sommes efforcé d'étudier ce que sont les eaux de l'arrondissement de Château-Gontier, d'en examiner la valeur et de rechercher leur influence sur la santé publique. L'observation médicale doit en effet compléter les recherches chimiques et physiques, car il n'est pas suffisant, dit M. Dupasquier, d'exposer le plus ou moins grand nombre de substances que contient une eau, l'observation clinique est nécessaire : en un mot, il faut faire une enquête sur ses effets sur la santé de ceux qui s'en servent depuis longtemps.

Par là, nous espérons arriver à des résultats favorables au développement de l'hygiène du pays en préparant pour les conseils d'hygiène et de salubrité des documents utiles.

1er octobre 1868.

CHAPITRE Ier.

—

Composition minéralogique et géologique du sol de l'arrondissement de Château-Gontier.
Distribution des Eaux à sa surface. — Émanations miasmatiques.

> Si l'histoire naturelle a besoin d'une bonne géographie physique, la science de l'homme a besoin d'une bonne géographie médicale. (CABANIS.)

Toutes les recherches hydrologiques faites sur une contrée doivent être précédées de l'exposé minéralogique et géologique des terrains parcourus ou pénétrés par les eaux que l'on veut étudier. Les influences, tantôt nuisibles, tantôt salutaires aux animaux et aux végétaux, qu'exercent les eaux sont tellement subordonnées à la nature du sol que l'on ne saurait décrire les unes, sans avoir une connaissance parfaite de l'autre.

Il n'est pas indifférent d'ailleurs de vivre sur toutes sortes de terrains. Chacun de ceux-ci présente des qualités particulières, soit dans sa constitution géologique, soit dans les eaux qui y séjournent ou y coulent, soit dans les produits qui y naissent, soit enfin dans les *effluves* qui *s'en exhalent.*

Dans toute étude hygiénique d'un pays, dit M. Michel

Lévy, on doit préciser d'abord la nature de son territoire et son influence sur tous les êtres qui l'habitent, car la nature géologique des terrains a une liaison intime avec la production des maladies.

De nombreux exemples viennent à l'appui de cette assertion : ainsi, les *Recherches*, de M. Villermé (1834), *sur les maladies des pays marécageux; l'Histoire des épidémies de la Hollande* (1826-1850), *des fièvres intermittentes de la Charente-Inférieure,* les travaux de Brocchi sur la composition du territoire romain, les relations si intéressantes et si riches de faits de M. le docteur Parrot, sur la suette de la Dordogne, et de M. Gaillard sur celle du Poitou, et enfin les observations récentes de MM. René Boubée et Fourcault, etc.

Voyons donc quelle est la composition minéralogique et géologique de l'arrondissement de Château-Gontier.

Cet examen n'offre qu'un médiocre intérêt, au point de vue scientifique; on n'y rencontre ni richesses, ni grandes variétés minérales.

Toutes les grandes classes de la série géologique régulière qui sont représentées dans le reste du département de la Mayenne, c'est-à-dire les grandes masses minérales qui composent l'étude géognostique se rapportant aux terrains dits primitifs, secondaires ou tertiaires, ne se rencontrent plus dans l'arrondissement de Château-Gontier, dont la plus grande partie est composée de phyllades ou schistes argileux, de grauwacke, de grès et de sables, et c'est seulement dans quelques communes que l'on rencontre des roches appartenant à une autre époque.

Voici l'énumération des roches qui constituent la structure du sol de l'arrondissement :

1° Les roches feldspathiques, telles que la diorite,

l'eurite, le porphyre et le pétro-silex, qui ne se rencontrent qu'isolément. (Communes de Quelaines, Houssay, Origné, Saint-Sulpice, Saint-Germain, Fromentières, Bierné, Bouère, Saint-Denis-d'Anjou, Saint-Brice, Laigné.)

2° Les roches micacées, qui sont plus abondantes; le gneiss toutefois est extrêmement rare, même isolément. On trouve quelques roches schisteuses auxquelles on serait tenté de donner ce nom, mais elles doivent plutôt être rapportées, soit à un schiste micacé, soit à la phyllade maclifère. Ces deux dernières roches sont très communes et passent constamment de l'une à l'autre. (Communes de Peuton, Marigné, Simplé, Loigné et Saint-Gault.)

La stéatite, le stéachiste et le schiste talqueux, se rencontrent sur un point assez limité; ils sont de couleurs variées, tantôt d'un blanc argentin ou d'un gris cendré, tantôt d'un vert sombre. (Houssay, Origné.)

3° Les roches amphiboliques, parmi lesquelles on voit la diorite granitoïde et compacte, et la cornéenne ou aphanite. (Quelaines, Houssay, Saint-Sulpice, Saint-Germain, Villiers, Fromentières, Le Buret, Beaumont, Saint-Denis-d'Anjou, Bierné.)

4° Les roches argileuses qui constituent principalement le sol de l'arrondissement; leurs modifications de texture sont nombreuses, leur couleur et leur dureté forment des variétés infinies.

Par des changements souvent insensibles, ces roches passent tantôt au schiste micacé, tantôt au schiste maclifère, tantôt à la grauwacke.

Le schiste argileux, qui est le plus commun, est tendre, plus ou moins fissile; c'est une roche homogène dont les couleurs les plus ordinaires sont le gris, le vert, le jaunâtre, souvent ternes et dans quelques variétés parfois luisantes.

La pyrite de fer se rencontre assez fréquemment dans les phyllades de l'arrondissement. Quelquefois, elle y est en cristaux cubiques (Renazé) bien formés, tantôt en rognons plus ou moins gros, en général aplatis, et autour desquels les feuillets de schiste se contournent, tantôt enfin elle est disséminée en particules dans la pâte même du schiste.

Les principales variétés de phyllades que l'on voit le plus ordinairement sont les schistes ampeliteux, les schistes ardoises, les schistes anthraciteux et l'argile plastique.

Le schiste ardoise est une variété de phyllade bien connu dans l'arrondissement, et est bien facile à distinguer à ses caractères de couleur et de fissilité. Ce schiste forme plusieurs bandes parallèles dans les communes de Renazé et de Saint-Martin-du-Limet.

Le schiste anthraciteux est très peu abondant, on n'en trouve que dans les communes de Saint-Brice et de Ballée.

L'argile plastique est commune et se rencontre sur divers points. Ce n'est plus une roche solide, mais bien une matière se pétrissant sous les doigts, faisant pâte avec l'eau, de couleur variée, quelquefois bleuâtre tirant sur le noir, d'autrefois jaunâtre. Elle existe en bancs ou amas dans un grand nombre de communes et accompagne presque toujours les sables ou grès qui en couronnent la plupart des plateaux.

On en fabrique des tuyaux de drainage, des briques et des poteries grossières. (Bazouges, Saint-Fort, Chemazé, Saint-Brice, Loigné.)

5° Les roches quartzeuses n'existent que sur certains points de l'arrondissement à l'état de quartz grenu ou de schiste quartzifère. (Ballots, Bouessay, Bouchamps, Le Buret, Chérancé, Congrier, Renazé, La Rouaudière, Ruillé, Saint-Aignan-sur-Roë, Saint-Erblon, Saint-Laurent, Saint-Quentin, Saint-Saturnin, Senonnes, Villiers.)

Le calcaire se rencontre seulement dans les communes de Grez-en-Bouère, de Ballée, de Bouère et de Beaumont. Ce calcaire est d'une texture presque compacte, rarement demi-cristalline. Il est presque toujours rendu fétide par le choc ou le frottement, et de teintes variées; il en existe quelques bancs de couleur rouge.

Fréquemment il est traversé dans sa masse par de petits filons de spath calcaire qui, dans quelques localités, se croisent sous des directions tout-à-fait irrégulières, et sous d'autres affectent un véritable parallélisme.

Les encrines, les orthocères, les productus et les térébentules ou spirifères, sont les corps organisés qu'on rencontre le plus ordinairement dans ces calcaires. On y a trouvé encore quelques madrépores et des débris fossiles.

Enfin à Saint-Laurent-des-Mortiers, vers l'extrémité sud-est, on rencontre un aggrégat de corps organisés marins fossiles et particulièrement de madrépores de diverses sortes, coralloïdes ou réticulés, brisés pour la plupart en fragments de petites dimensions, entassés pêle-mêle avec des coquilles, également marines, parmi lesquelles se distinguent les genres *peigne* et *huître*. Ces débris sont agglomérés et réunis par un ciment calcaire qui est également empâté de sables siliceux. (Blavier, Bayard, *Notice historique.*)

7° Les roches carbonifères qui ne se rencontrent que dans les communes de Ballée et de Saint-Brice. Tant qu'aux tourbières, il n'en existe presque plus dans l'arrondissement.

8° Enfin les roches arénacées, comprenant les poudingues, les grès, la grauwacke, surtout la grauwacke schisteuse, existent en assez grande abondance. (Communes d'Ampoigné, Azé, Ballée, Chemazé, Daon, Gennes, Longuefuye, Menil, Niafles, Saint-Denis, Saint-Fort, Saint-Quentin, Saint-Loup, Saint-Michel-sur-Roë, Villiers.)

Telles sont les roches qui composent l'arrondissement de Château-Gontier et qui constituent un terrain dit de transition intermédiaire, lequel peut être divisé en plusieurs groupes, selon la nature des roches, et l'absence des corps organisés fossiles.

La portion la plus ancienne est caractérisée par la prédominence des quartz grenus, des phyllades, ou par celle des schistes argileux, en général pailletés de mica, et de la grauwacke. On n'y trouve pas de traces de corps organisés.

La masse des terrains de transition renferme du calcaire-marbre, de l'anthracite, des bancs de poudingues et des débris d'êtres végétaux et animaux.

« En ce qui concerne l'arrondissement de Château-Gontier, dit M. l'ingénieur Blavier, on est amené à reconnaître que ces masses de terrain ont été formées par voie de sédimentation, les couches se sont stratifiées en se déposant en raison de leur pesanteur spécifique. L'inclinaison plus ou moins prononcée de ces couches a été déterminée postérieurement par l'action des soulèvements intérieurs; c'est à la même cause que doit être attribué l'épanchement entre ces couches ou à la surface des masses partielles de roches ignées. »

Le sol du département de la Mayenne avait constitué autrefois une partie du rivage occidental d'un vaste golfe dans lequel se déposaient les diverses couches de la formation jurassique, et dont la rive opposée de cette mer ne se retrouve qu'aux Ardennes.

Les dépôts, en général peu épais d'argile, sables et grès, qui couvrent un grand nombre de plateaux du département, et présentent un niveau horizontal, font que, si pendant une partie de la période tertiaire, à laquelle ces dépôts se rapportent, le sol de la Mayenne était complètement immergé, l'écoulement des eaux n'a pu être produit par une secousse brusque, mais plutôt par un changement dans les niveaux des mers et le déplacement des mers des grandes masses dans d'autres points du globe.

« Le dépôt dans la commune de Saint-Laurent-des-Mortiers, qui, avons nous dit, est composé de corps fossiles marins, réduits en ciment calcaire, mélangé à du sable siliceux, et est tout-à-fait circonscrit, doit être rapporté à une formation plus récente que le bassin tertiaire parisien, et rapproché par ses caractères des dépôts marins qui existent près de Rennes, à Saint-Grégoire, et près de Dinan, à Saint-Juvat.

« L'âge géognostique de ce dépôt ne saurait être déterminé complètement parce qu'il n'est pas recouvert, et qu'il repose sur un terrain placé au degré d'ancienneté le plus élevé dans l'échelle des terrains sédimentaires. » (Blavier, *Etudes géognostiques sur le département de la Mayenne.*)

Telle est la composition minéralogique et géologique de l'arrondissement de Château-Gontier. Le sol et le sous-sol, en un mot la terre labourable, de ce territoire, sont composés par les résidus et les débris des roches que nous avons énumérées plus haut, résultant de diverses altérations produites à leur surface sous l'influence de l'eau, de l'oxygène et de l'acide carbonique de l'air.

La désagrégation moléculaire et les transformations successives, qui ont été la conséquence des effets à la fois mécaniques et chimiques de ces agents, ont produit diverses sortes de terrains que nous pouvons diviser en :

Terrains argileux, silico-argileux non calcaires, schisteux et argilo-schisteux, qui sont très répandus dans l'arrondissement, puis en terrains composés de grès et de sables et enfin de calcaires.

Ces derniers sont les moins étendus.

Les eaux pluviales, si abondantes dans cette contrée, empruntent à ces terrains des qualités diverses selon qu'elles coulent ou stagnent à leur surface, ou bien selon qu'elles les traversent et y séjournent profondément.

Ainsi la plupart des eaux de puits et de quelques sources, renferment une assez grande quantité de sels de fer que leur abandonnent les schistes argileux, qui renferment en combinaison chimique du protoxyde de fer, lequel possède la propriété de fixer de l'oxygène pour se transformer en peroxyde. Ces schistes, en outre, sont parfois imprégnés de sulfures, qui constituent les pyrites de fer; ces sulfures se transforment facilement en sulfates, sels très abondants dans presque toutes les eaux potables.

Tous les schistes, les porphyres et le calcaire étant composés de silicates résultant de combinaisons très variées de la silice avec l'alumine, la chaux, la potasse, la soude, le fer et le peroxyde de manganèse, il en résulte que ces sels devenus solubles, dans certaines conditions et par l'intermédiaire de l'acide carbonique, fournissent aux eaux qui séjournent au milieu des terrains qu'ils constituent une grande quantité de silicates et surtout de carbonates.

Nous verrons ailleurs combien les eaux potables contiennent de sels, lorsqu'elles proviennent de ces terrains, et combien le plus souvent elles renferment encore d'autres sels de provenances accidentelles, tels que des chlorures, des azotates et des phosphates.

Les eaux courantes, de rivières et de ruisseaux, sont infiniment moins chargées de sels fixes. Leur composition varie considérablement selon la nature des terrains qu'elles parcourent, selon leur masse, la vitesse de leurs cours et les débris de toutes sortes de végétaux ou animaux qu'elles charrient.

La configuration du sol de l'arrondissement n'est ni celle d'un pays de plaine, ni celle d'un pays montagneux; les ondulations de terrain sont presque constantes et forment une longue suite de reliefs peu escarpés ou de saillies, dont l'altitude ne dépasse pas 120 mètres au-dessus du niveau de la mer, et entrecoupés de petites étendues de terrain plane; circonstances locales qui modifient beaucoup la distribution des eaux à la surface de ce territoire.

Les inondations sont pour ces raisons peu considérables, n'envahissent que le fonds de vallées peu étendues, et ne persistent pas longtemps; mais, s'il y a peu d'inondations proprement dites, les eaux sont souvent retenues sur des prairies qu'elles recouvrent de limons ou de sables, et facilitent la croissance de plantes nuisibles, résultat du mauvais entretien des cours d'eaux et des fossés.

Les eaux *stagnantes* n'occupent pas une grande étendue dans l'arrondissement, mais elles sont extrêmement nombreuses, soit autour des habitations, soit isolément dans les campagnes. La nature du sol favorise souvent au milieu d'elles le dégagement d'effluves dangereuses qui ont leur *spécificité* et auxquelles on doit attribuer la plus grande partie des maladies endémiques et épidémiques. Il est évident que les qualités de l'air, de l'eau et les émanations qui s'élèvent du sol, ainsi que quelques autres variétés de circonstances *toutes locales* doivent agir sur l'homme en affectant un ou plusieurs de ses organes. C'est par là seulement qu'elles peuvent produire les prédispositions à diverses maladies, ou donner naissance à ces maladies suivant l'intensité de leur action.

Le *froid* et *l'humidité* ne sauraient toujours être invoqués dans la production des maladies. On sait, en effet, toute l'action que peut exercer le froid sur l'économie, et que cette action exercée dans certaines limites est souvent plus salutaire que nuisible.

L'humidité seule ne saurait non plus produire des affections endémiques ou épidémiques ; elle ne peut que prédisposer à cette production.

C'est à la présence d'autres agents que l'on doit attribuer les affections propres à un pays; or, ces agents ne sont que des *émanations qui se dégagent du sol et à la surface des eaux.*

Ce ne sont donc point, répétons-le, les qualités générales de chaleur et de froid, d'humidité ou de sécheresse, qui produisent les effets pernicieux que l'on observe sur des terrains argileux, autour des marécages et de certaines eaux stagnantes, car ces effets ne se rencontrent pas dans les contrées qui ne renferment pas de marécages, mais qui toutefois se trouvent placées dans des circonstances analogues.

Dans l'arrondissement qui nous occupe, les affections paludéennes, les intoxications, miasmatiques et autres, sont fréquentes ; et où faut-il aller en chercher l'origine, si ce n'est où nous l'indiquons, c'est-à-dire dans la *spécialité* des émanations du sol et des eaux provenant de la décomposition de la matière organique qu'elles renferment.

Chaque climat favorise différemment le développement d'un règne organique spécial, a dit M. Boudin, d'où variation aussi dans la forme morbide.

En dehors de ces dispositions locales que nous allons étudier, il est des influences plus générales que tous les pays subissent et qui leur sont importées par les grands mouvements atmosphériques et les eaux pluviales qui transportent au loin les principes malfaisants, résultat d'immenses décompositions.

Écoutons à cet égard M. Marchal, de Calvi : « Tout être vivant meurt pendant sa vie entière, puisque, à chaque minute, il perd une partie de sa substance; et, après le terme de l'évolution vitale, c'est par la surface du sol que se fait le suprême retour de sa matière qui a vécu en lui, à la masse commune. L'homme se cache à lui-même le spectacle de sa propre dissolution; mais l'esprit peut à peine imaginer le nombre d'êtres de toutes sortes, végétaux et animaux, qui, autour de lui, naissent, meurent et se détruisent à la surface de la terre, mêlant leurs invisibles débris, à l'atmosphère. Il est des climats puissants et funestes où cette pullulation et cette dissolution s'accomplissent au milieu de vastes eaux croupissantes, dans une mesure prodigieuse, si tant est qu'on ose dire que, dans ces luxuriantes nécropoles, de tels phénomènes ont une mesure. De là, peuvent, sous certaines conditions, se répandre dans tous les sens, les produits de cette décomposition infinie semant au loin la désolation. Sur une surface de 45,000 hectares, la France exhale les miasmes de la fermentation paludique. Que sera-ce dans ces contrées où la terre, inondée par des pluies torrentielles, brûlée par les feux perpendiculaires du soleil, n'est pour ainsi dire qu'un immense marécage. Dès la plus haute antiquité, les hommes apprirent à redouter les effluves marématiques. On regardait certains marais comme la bouche des enfers..... »

C'est donc des contrées équatoriales, foyers démesurés de fermentation paludique, que nos territoires reçoivent en grande partie les eaux qui les imprègnent. Est-ce aller trop loin que de supposer qu'avec cette vapeur d'eau, qui, à de grandes distances, se résout en pluie, des principes malfaisants peuvent se répandre? Limons, immondices de toutes sortes, déjections des villes, tributs variés de la décomposition dont la composition fait son profit, souillent çà et là le sol en l'enrichissant, et créent, sur une multitude de points, des foyers à la fois délétères et fécondants.

CHAPITRE II.

Hydrographie de l'arrondissement. — Eaux pluviales. — Sources. Eaux courantes. — Bassins. — Bassin de la Mayenne.

Il tombe annuellement, à la surface du sol de l'arrondissement, 590 millimètres d'eaux pluviales ; c'est-à-dire, un peu moins qu'à Nantes et à Saint-Malo, et un peu plus qu'à Paris.

On a observé que pendant l'automne et le printemps il tombait la plus grande quantité de pluie.

Sous notre climat, il y a des années qui sont extrêmement pluvieuses et pendant lesquelles cependant la santé publique n'éprouve pas de modifications fâcheuses, ainsi qu'on pourrait le supposer. Nous avons pu constater que pendant plusieurs de ces années, les maladies n'avaient pas été plus fréquentes que dans les autres années.

M. Villermé avait déjà fait cette observation, et cité particulièrement l'année 1816, année pluvieuse et froide, où la mortalité ne fut pas plus nombreuse, dans les contrées marécageuses de la France, pendant les mois d'août et d'octobre, que pendant le reste de l'année. En 1856 et en 1866, il en a été de même.

Cela tient à ce que l'eau, qui, par son accumulation à la surface de la terre, donne lieu, en se réduisant sous l'influence de la chaleur, à la fermentation des vases, obvie à ses propres effets par une sorte de prophylaxie naturelle, lorsqu'elle vient à tomber en abondance.

Arrivées sur le sol, les eaux pluviales jouent un rôle très important par les changements qu'elles y font subir, par leur action dissolvante ou délayante, par leurs poids et, surtout par les mouvements dont elles peuvent être animées, et par la force de transport qui résulte de leur vitesse.

De là des modifications diverses dont il faut apprécier l'importance.

Les eaux exercent une action chimique sur quelques substances qu'elles peuvent dissoudre, soit immédiatement, soit au moyen de l'acide carbonique qu'elles renferment.

Immédiatement, elles agissent sur quelques sels peu abondants, qu'elles enlèvent de côté et d'autre, ou sur quelques dépôts de sulfate de chaux qu'elles corrodent de diverses manières.

Chargées plus ou moins d'acide carbonique, elles exercent leur action sur les roches calcaires, dans le sein même de la terre, d'où elles reviennent former des tufs à la surface, ainsi que cela s'observe dans un de nos départements limitrophes, vers Saumur.

En pénétrant dans les couches argileuses de notre territoire, les eaux pluviales les ramollissent parfois, au point que ces masses ne peuvent plus se soutenir sur les pentes qu'elles avaient eu jusqu'alors, et qu'elles s'écroulent sous leur propre poids; c'est ce qui cause un grand nombre de petits éboulements sur quelques-uns de nos terrains de sédiment.

A ces actions se joint une nouvelle force par le mouvement qui amène l'eau, et qui dépend de la vitesse acquise en parcourant des pentes plus ou moins rapides. Tout le monde a pu remarquer, après des pluies d'orages, des dépôts de matières meubles, et observer les ravines profondes qui se trouvent creusées. Ces effets varient suivant la rapidité de la pente des terrains et selon la masse d'eau qui la parcourt. Cela n'est jamais considérable.

La portion des eaux pluviales, qui filtre au travers du sol jusqu'au moment où une couche imperméable l'arrête et la force de glisser au dehors, constitue alors des sources, qui en se réunissant donnent naissance à des cours d'eaux ou ruisseaux qui forment nos rivières.

Dans l'arrondissement de Château-Gontier, ces sources, qui en général ont une altitude relativement élevée, sont nombreuses et assez abondantes pendant la plus grande partie de l'année. Presque toutes tarissent en été. Les ruisseaux auxquels elles donnent lieu forment plusieurs bassins importants, tels que ceux de la Mayenne, de l'Oudon et le versant de la Sarthe.

Le bassin de la Mayenne est constitué par la rivière qui porte son nom et un certain nombre de ruisseaux qui viennent en augmenter l'importance.

L'étendue de ce bassin est peu considérable; les ruisseaux qui affluent vers chaque rive n'ont pas une étendue de plus de 12 kilomètres; l'altitude la plus élevée de leurs sources n'est que de 96 mètres au-dessus du niveau de la mer, et celle de leurs affluents de 25 mètres en moyenne.

La vallée de la Mayenne est en général étroite et assez profonde; parfois cette rivière est encaissée par ses rives, aussi la ville de Château-Gontier et les bourgs qui y sont assis se ressentent-ils d'une manière fâcheuse de cette déclivité des abords du cours d'eau qui les traverse ou les baigne. Le bassin s'élargit en quelques points, mais il est à remarquer que les attérissements ont d'une manière assez constante poussé le cours d'eau sur la paroi occidentale, laquelle demeure escarpée, tandis que la rive gauche présente sur le dépôt alluvial un terrain plane.

La Mayenne est une des belles rivières de France; elle prend sa source dans le département de l'Orne au pied d'une grande chaîne de montagnes que couronnent les deux forêts d'Andaine et de Monnoye. Elle coule d'abord de l'est à l'ouest, en longeant à peu de choses près la limite septentrionale du département de la Mayenne, puis arrivée à la hauteur d'Ambrières, elle tourne brusquement au sud, et, après avoir incliné au sud-ouest de la ville de Mayenne à celle de Laval, regagne, en obliquant vers le sud-est, jusqu'à sa sortie du département, le terrain qu'elle avait primitivement perdu.

En traversant l'arrondissement de Château-Gontier du nord au sud, presque perpendiculairement, cette rivière le divise en deux parties inégales. La longueur de son parcours sur ce territoire est d'environ 44 kilomètres. Son altitude, à son entrée, est de 35 mètres au-dessus du niveau de la mer et de 24 mètres à sa sortie de l'arrondissement.

Sa largeur moyenne est de 70 mètres.

L'eau de la Mayenne est assez limpide, lorsqu'il n'y a pas de grande crue; elle paraît d'une coloration noirâtre

(*Flumen nigrum. C. C.*), en raison du terrain sur lequel elle coule ; elle n'est pas inodore, et sa saveur est fade et nauséabonde.

Sous l'influence de fortes pluies, elle débordait presque toujours avant la reconstruction des barrages et des écluses ; elle envahissait totalement les prairies qui côtoient ses bords. Là, pendant un temps plus ou moins long, elle se chargeait de débris végétaux et animaux de toutes sortes, qui, au moment du retrait des eaux, venaient en corrompre la totalité.

Les travaux récents, exécutés pour la canalisation de cette rivière, ont beaucoup modifié ces inondations qui n'étaient d'ailleurs qu'accidentelles et passagères.

Le courant de la Mayenne est peu rapide, en temps ordinaire ; la surface de ses eaux ressemble à celle des eaux dormantes d'un lac ou d'un étang.

Sous l'influence de la chaleur et de *quelques autres conditions atmosphériques*, il arrive parfois, en été, que la limpidité de ces eaux et leur coloration noirâtre disparaissent, dans certains endroits, et sur une étendue plus ou moins grande, pour faire place à une coloration trouble, tantôt verdâtre, tantôt jaunâtre. Ce phénomène s'observe assez fréquemment et ajoute encore à la répulsion instinctive des populations pour leur emploi dans les usages domestiques.

Un savant physicien, M. Morren, a étudié pendant longtemps ces transformations et a publié, dans les *Annales de Chimie et de Physique*, les résultats de ses nombreuses et délicates expériences.

Les eaux de la Maine, formées par les affluents de la Mayenne, de l'Oudon, de la Sarthe et du Loir, étaient celles qu'examinait M. Morren, comparativement avec celles de la Loire, et chez lesquelles il cherchait particulièrement à connaître le degré d'oxygénation et la quantité des gaz qu'elles pouvaient contenir.

Voici les résultats de ce travail qui s'appliquent évidemment à la généralité des eaux, placées dans des circonstances analogues, et particulièrement à celles de la Mayenne, qui compte pour beaucoup dans la formation de la Maine.

Les eaux tranquilles, sous l'influence de la lumière solaire, diffuse même, et sous l'influence des animalcules verts, qui y sont répandus avec profusion, tiennent en dissolution des gaz dont la composition est très variable. L'azote varie fort peu.

Il n'en est pas de même pour l'acide carbonique et l'oxygène, qui sont dissous par l'eau d'une manière d'autant plus remarquable que l'eau est exposée à une influence lumineuse plus vive. Aussi, à mesure que l'on s'enfonce au-dessous de la surface de l'eau, la richesse de celle-ci en oxygène diminue, bien que cette diminution soit peu sensible.

C'est par les jours les plus beaux et les plus chauds de l'année que l'oxygénation est plus rapide et plus vive.

Toutefois, dans les beaux jours de printemps, elle peut s'élever aussi haut qu'en été; mais il faut pour cela une plus longue succession de beaux jours.

Le maximum d'oxygénation, ordinairement placé à 56 et 57 pour 0/0, peut cependant s'élever jusqu'à 61.

L'oxygène et l'acide carbonique semblent être en raison inverse l'un de l'autre, ce qui semble conduire à cette explication, que sous l'influence de la lumière, les monadaires de couleur verte décomposent l'acide carbonique dissous par l'eau, absorbent le carbone; l'oxygène devenu libre, et à l'état de gaz naissant, est dissous par l'eau.

Cet oxygène est minimum au lever du soleil, et maximum vers quatre et cinq heures du soir.

Un temps couvert, froid et pluvieux, fait disparaître la succession de ces phénomènes.

Si les animalcules disparaissent, le maximum d'oxygénation disparaît aussi avec eux.

L'oxygène produit est versé dans l'atmosphère; ce phénomène a lieu constamment de jour et de nuit, le jour avec une énergie croissante, c'est le contraire la nuit.

Nous avons pu nous procurer à Château-Gontier plusieurs échantillons de l'eau de la Mayenne, alors qu'une substance vert-jaunâtre était répandue à sa surface et pendant les jours où l'oxygénation était la plus vive. Examinée au microscope, cette substance verte n'est à peu près exclusivement composée que d'animalcules monadaires, presque d'une seule espèce; c'est l'enchélyde monadaire de Bory.

Enchelis monadina virescens subsphærica. (B.)

Monas puvisculus hyalina margine virescente. (Muller.)

Monas bicolor. (Ehr.)

Quelquefois cette espèce était accompagnée d'enchélydes plus grosses, vertes comme la première : c'était l'*Enchelis pulvisculus elliptica intereanoram congere viridis* de Muller. Cette dernière y vit presque toute l'année.

Si l'on conserve l'eau de la Mayenne, à la lumière, dans les vases d'un laboratoire, au bout d'un temps assez court, et selon la température, on y voit apparaître des granulations d'un beau vert, rondes ou elliptiques, plus ou moins abondantes et rapprochées. Celles-ci sont immobiles ou douées de mouvements excessivement prononcés.

M. Robinet a constaté, en même temps que nous, ces productions dans presque tous les échantillons d'eau que nous lui avons adressés et qu'il conservait pour l'observation et l'analyse.

Ces productions sont dues à la fameuse matière verte que fit connaître le premier Priestley, en 1779, et qu'il considérait à cette époque comme un sédiment muqueux, puis plus tard qu'il regarda comme une *conferve*. [1]

Beaucoup de savants, tels que Forster, Senebier, [2] et de Candolle, [3] ont partagé cette erreur.

Ingen Housz, [4] patient observateur hollandais, jeta un jour nouveau sur cette matière verte. Il la considéra comme une espèce de mousse; puis, plus tard, il se rangea de l'opinion de Thompson, [5] de la Société royale de Londres, qui ne vit en elle que des animalcules, et il l'envisagea comme n'étant que le groupement d'une immense quantité de microzoaires auxquels il donnait improprement le nom d'insectes.

Selon Bory de Saint-Vincent, [6] cette matière verte se développe bientôt après que l'eau a manifesté son sédiment muqueux lequel se transforme en *matière végétative*. Enfin, Wagner [7] et plus récemment M. Pouchet, [8] ont regardé cette matière comme n'étant formée que par les

1 Priestley, *Expériences et Observations*, etc. Paris, 1779, t. IV.

2 Senebier, *Journal de Physique*. 1781, t. XXVII, p. 209.

3 De Candolle, *Flore française*. Paris, 1805, t. II, p. 65.

4 Ingen Housz, *Journal de Physique*. 1784, t. XIV, p. 356.

5 Thompson, *Transactions Philosophiques*. 1787.

6 Bory de Saint-Vincent, *Dictionnaire classique d'Histoire naturelle*. Paris, 1826, t. I, p. 264.

7 Muller, *Traité de Physiologie*. T. I, p. 11.

8 Pouchet, *Hétérogénie*. Paris, 1859, p. 164.

cadavres de plusieurs espèces d'infusoires de couleur verte et surtout par ceux de l'*Euglena viridis*.

La fécondité des eaux de la Mayenne est considérable; les microzoaires y sont très-abondants et varient selon les saisons, la température et la profondeur de l'eau.

L'étude de cette faune est extrêmement intéressante. Les espèces les plus communes que l'on y observe sont celles que l'on voit se développer dans les eaux dont le cours est peu rapide, et parfois celles que l'on rencontre dans les eaux stagnantes. Cette observation est essentielle au point de vue hygiénique et pour l'emploi de cette eau dans les usages publics ainsi qu'on le verra plus loin.

Les animalcules monadaires sont très abondants et faciles à observer dès les mois de mars et d'avril, puis les espèces volvox, les enchélydes, les vibrions, les kérodes dans les mois de septembre et d'octobre, et enfin les cyclides, les paramécies, etc., dans les mois les plus chauds.

La quantité de ces substances animales, des sediments et des flocons albumineux, rendent donc l'eau de la Mayenne extrêmement putrescible et difficile à conserver.

L'analyse chimique nous a donné les résultats suivants:

L'eau de la Mayenne est en général assez pauvre en acide carbonique. M. Robinet n'en a guère constaté plus de 10 centimètres cubes par litre.

L'azote, à l'état de combinaison avec l'hydrogène ou l'oxygène, c'est-à-dire l'ammoniaque ou l'acide azotique, y sont répandus dans des proportions très variables.

L'excellente méthode de M. Boussingault[1] nous a permis

[1] Boussingault, *Mémoire sur une nouvelle méthode pour doser l'ammoniaque des eaux*. Académie des Sciences, 1853.

de doser, avec une assez grande précision, la quantité d'ammoniaque que ces eaux contiennent, en été et en hiver, à diverses profondeurs. Les résultats ont varié selon la pureté de l'eau, selon qu'elle contenait plus ou moins de matières animales. Les chiffres obtenus se sont élevés de 0gr 28 à 0gr 67 d'ammoniaque par mètre cube d'eau.

Le tableau suivant permettra de comparer la richesse de quelques eaux de fleuves et de rivières en ammoniaque, et la place que doit y occuper l'eau de la Mayenne :

Époque de la prise d'échantillon.	DÉSIGNATION.	Ammoniaque par Litre.	Ammoniaque par Mètre cube	OBSERVATEURS.
Avril 1853.	Eau de la Seine, au pont d'Austerlitz.	0gr 00012	0gr 12	BOUSSINGAULT.
Avril 1853.	Eau de la Seine, au pont de la Concorde.	0gr 00016	0gr 16	id.
Janvier 1859.	Eau de la Loire, près du Château de Nantes.	0gr 00007	0gr 07	BOBIERRE.
Janvier 1859.	Eau de la Loire, en face Trentemoult.	0gr 00020	0gr 20	id.
Avril 1853.	Eau de la Bièvre.	0gr 00261	2gr 61	BOUSSINGAULT.
Novembre 1858.	Eau de l'Erdre, à Nantes, près l'égout de l'Abattoir et à la surface.	0gr 00480	4gr 80	BOBIERRE.
Novembre 1858.	Eau de l'Erdre, près l'égout de l'Abattoir, puisée à 1m 62.	0gr 04900	49gr 00	id.
Mars 1866.	La Mayenne, à Château-Gontier.	0gr 00028	0gr 28	MAHIER.
Août 1866.	La Mayenne, à Château-Gontier, à la surface.	0gr 00067	0gr 67	id.

Évaporée à siccité, l'eau de la Mayenne a donné, dans de nombreuses expériences, un résidu dont le chiffre moyen est de 0gr 1540.

Les chiffres, inscrits sur le tableau suivant, représentent les dépôts obtenus par l'évaporation des eaux prises dans des conditions propres à constituer des types.

EAUX DE RIVIÈRES.		Quantité de Résidus.	OBSERVATEURS.
Seine.........	dans Paris..........	0gr 1705	Divers.
Maine........	à Angers............	0.1470	MORREN.
Rhône........	à Lyon, en hiver.....	0.1898	H. Ste-CLAIRE DEVILLE.
—	— en été.......	0.1073	id.
Garonne......	à Toulouse.........	0.1337	id.
Loire.........	à Meung............	0.1344	id.
—	à Nantes (juillet 1846).	0.1000	BOBIERRE et MORIDE.
—	— (janvier 1859).	0.1500	BOBIERRE.
Erdre.........	au deversoir de Nantes (1846)...........	1.4200	BOBIERRE.
—	à la Jonnellière (1846).	0.0810	BOBIERRE et MORIDE.
—	au deversoir (1858)...	0.3130	BOBIERRE.
—	— (1859)...	0.1620	BOBIERRE.
Vilaine.......	à Redon............	0.1000	BOBIERRE et MORIDE.
Ille et Vilaine.	à Rennes...........	0.1200 à 0.1500	MALAGUTTI.
Mayenne......	à Château-Gontier....	0.1540	ROBINET et MAHIER.

La méthode *hydrotimétrique*, due à MM. Boutron et Boudet, nous a principalement servi dans la plupart des observations et des analyses que nous avons faites des eaux de l'arrondissement et principalement des eaux courantes. Cette méthode, très répandue actuellement, a pour point de départ les curieuses observations du docteur Clarke sur l'emploi de la teinture alcoolique du savon pour mesurer la dureté des eaux. Elle est fondée sur la propriété si connue que possède le savon de rendre l'eau pure mousseuse, et de ne produire de mousse, dans les eaux chargées de sels terreux et particulièrement à base de chaux et de magnésie, qu'autant que ces sels ont été décomposés et neutralisés par une proportion équivalente de savon et qu'il reste un petit excès de celui-ci dans la liqueur. La dureté d'une eau étant proportionnelle aux sels terreux qu'elle contient, la quantité de teinture de savon nécessaire pour produire la mousse peut donner la mesure de sa dureté.

On peut ainsi doser, avec une assez grande précision, la chaux, la magnésie, l'acide carbonique libre, l'acide sulfurique libre ou combiné. [1]

Les instruments nécessaires sont :

1° Une petite burette, graduée de telle sorte que 2 centimètres cubes 4 dixièmes représentent 23 divisions;

2° Un flacon de 60 centimètres cubes environ, jaugé à 10, 20, 30 et 40 centimètres cubes par des traits circulaires.

Si l'on prend 40 centimètres cubes de l'eau à essayer, et qu'on y verse avec précaution la solution savonneuse de la burette, en agitant chaque fois, on reconnaît bientôt que la mousse n'est abondante et persistante qu'au moment où les principes susceptibles de coaguler le savon ont agi sur ce réactif. L'eau est-elle pure, la mousse apparaît immédiatement; est-elle riche en matières terreuses, le savon est engagé dans une combinaison insoluble, et la faible quantité de mousse produite ne persiste pas tout d'abord. On arrive ainsi aux chiffres suivants:

1 *Nouvelle méthode pour déterminer les matières en dissolution dans les eaux*, par Boutron et Boudet. — V. Masson, Paris, 1856.

ÉCHELLE HYDROTIMÉTRIQUE DES EAUX DE SOURCES ET DE RIVIÈRES.

DÉSIGNATION DES EAUX.	ORIGINE ET DATE.	Degrés hydrotimétriques.
Eau distillée...........	....	0°
— de neige...........	....	2° 5
— de pluie............	Recueillie à Paris. Décembre 1854.	3° 5
— de l'Allier.........	— à Moulins. 5 mars 1855.........	3° 5
— de la Dordogne.....	— à Lisbonne. 26 mars 1855.......	4° 5
— de la Garonne......	— à Toulouse. 9 mai 1855.........	5°
— de la Loire.........	— à Nantes et à Tours. 5 mars 1855.	5° 5
— de la Mayenne	— à Château-Gontier. 1866........	6° 5
— du puits de Grenelle.	......16 février 1855	9°
— de la Soude........	......25 décembre 1854	13° 5
— de la Somme-Soude.	............id....................	13° 5
— de la Somme (Marne)	............id....................	14°
— du Rhône..........	......17 avril 1855	15°
— de la Saône........	............id....................	15°
— de la Seine.........	— au pont d'Ivry. 15 décembre 1854.	15°
id.	......id........ 16 février 1855...	17°
id.	— à Chaillot...........id.........	23°
— de la Marne........	— à Charenton. 13 février 1855....	19°
id	......id....... 23 février 1855....	23°
— de l'Escaut.........	— à Valenciennes. 5 avril 1855....	24° 5
— du canal de l'Ourcq.	......23 février 1855..............	30°
— d'Arcueil	..........id......................	28°
— de Belleville	..........id......................	128°

L'eau de la Mayenne occupe donc à l'échelle hydrotimétrique un rang assez élevé; elle est placée près de la Loire, observée à Tours et à Nantes, et de la Garonne à Toulouse; mais elle est loin cependant de ressembler par sa pureté à ces deux fleuves et particulièrement à la Loire. Tandis que les eaux de celle-ci contiennent un air pur et qu'elles ne renferment presqu'uniquement que des substances siliceuses qui se déposent facilement et complètement au bout d'un jour ou deux, les eaux de la Mayenne au contraire contiennent presque toujours des substances végétales et animales qui influent sur sa saveur, et par leur décomposition altèrent la pureté de son air.

L'examen hydrotimétrique a été fait chaque semaine, pendant une année, à Château-Gontier, par nous, et à Paris par M. Robinet. La moitié des échantillons d'eau, puisés au-delà de la ville, était immédiatement analysée; et l'autre moitié était expédiée avec soin pour y être ultérieurement analysée.

Ces précautions ont été prises pour toutes les eaux qui font l'objet de cette étude.

L'observation sur place est indispensable dans des travaux de ce genre; elle a servi puissamment à éclairer le contrôle bienveillant du savant, si autorisé en pareille matière, qui a dirigé nos recherches.

La température des eaux courantes et stagnantes a été notée avec soin au moment où on les puisait. Cette observation nous a donné des renseignements précieux sur la valeur des eaux de la Mayenne que l'on se propose, à tort selon nous, d'employer pour les usages publics de la ville de Château-Gontier.

Il n'était pas indifférent non plus de constater l'état de l'atmosphère et l'insolation, car ils influent considérablement sur la qualité des eaux qui ont un cours peu rapide, ainsi que l'ont démontré MM. Marchand,[1] Coste [2] et Bouchut. [3]

Les substances organiques existent abondamment dans toutes les eaux courantes de notre pays qui charrient de nombreux débris végétaux et animaux, nous nous sommes efforcé d'en examiner la plus ou moins grande quantité et de l'indiquer dans le tableau suivant.

Pour cet examen nous mettions l'échantillon d'eau à étudier dans un petit ballon de verre avec quelques gouttes de chlorure d'or et nous le faisions bouillir. Alors nous apercevions la belle teinte jaunâtre, communiquée par la solution de chlorure d'or, devenir verdâtre, puis rougeâtre, en même temps que la limpidité du liquide disparaissait.

Pour s'assurer si ces matières organiques étaient de nature animale, nous ajoutions quelques fragments de potasse dans l'eau examinée, nous faisions bouillir dans un ballon et nous placions, à l'orifice de ce ballon, un papier imprégné de teinture de tournesol rougie. La matière animale donnait bientôt naissance à de l'ammoniaque qui ramenait au bleu la teinte rouge du papier réactif.

D'autrefois nous nous servions seulement de l'*Amnoscope* du docteur Brame, composé d'un petit flacon rempli d'amiante humecté avec de l'acide acétique cristallisable, et dont les émanations donnent naissance à un épais nuage blanchâtre en présence d'un dégagement même très minime d'ammoniaque.

1 Marchand, de Fécamp, *Mémoire sur les Eaux stagnantes*. Précis de l'Académie des Sciences de Rouen, 1853-1854.

2 Coste, *Approvisionnement des eaux de Paris*. Comptes-rendus de l'Académie des Sciences, 1861, 1er semestre, p. 1056.

3 Bouchut, *Emmagasinage et salubrité des Eaux*. Même volume, p. 1255.

ÉTUDE HYDROTIMÉTRIQUE DE LA MAYENNE.

DATES.	Température de l'eau.	Titre Hydrotimétrique.	ÉTAT DE L'EAU.	MATIÈRE ORGANIQUE	NATURE DU TEMPS.	OBSERVATIONS.
1er février 1866.	+ 6° 50	Tit. 5° 50	Peu claire.	Sensible.	Beau.	Dépôt.
8 —	+ 7°	» 6°	id.	id.	—	id.
15 —	+ 7°	» 5°	Claire.	Très sensible.	Pluie.	Dépôt organique suspect.
22 —	+ 8°	» 5° 50	id.	Moins.	Pluie.	id.
1er mars.	+ 8°	» 6°	Trouble.	Très sensible.	Pluie, gde crue.	Dépôt.
8 —	+ 7° 50	» 5°	id.	Moins.	id.	id.
15 —	+ 7°	» 4° 50	Limpide.	Beaucoup.	Beau temps.	Dépôt, animalcules.
23 —	+ 7° 50	» 5° 50	Louche.	id.	Pluie, crue.	Grandes eaux.
29 —	+ 14°	» 4° 75	Sale.	Très sensible.		id.
5 avril.	+ 11°	» 5°	Moins sale.	Plus.	Pluie d'orage	Animalcules, monades.
13 —	+ 12°	» 5° 50	Claire.	Moins.	Beau temps.	Enchélydes.
20 —	+ 15°	» 6°	Très claire.	Beaucoup.	id.	Dépôt floconneux.
26 —	+ 16°	» 6°	id.	id.	id.	Animalcules, volvox, etc.
3 mai.	+ 13° 50	» 6°	id.	id.	id.	Dépôt floconneux.
10 —	+ 16°	» 7° 50	id.	Moins.	id.	Dépôt, animalcules, enchélydes.
17 —	+ 13°	» 5° 50	id.	Beaucoup.	id.	Dépôt floconneux.
24 —	+ 15°	» 5° 50	id.	id.	Pluie et vent.	Animalcules, enchélydes, etc.
31 —	+ 17°	» 5° 50	id.	id.	Beau.	id.
7 juin.	+ 20°	» 6°	id.	id.	Beau.	Dépôt organique.
14 —	+ 19°	» 6° 50	Limpide.	Très sensible.	Beau.	Flocons.
21 —	+ 22°	» 7°	id.	id.	Beau temps.	Flocons.
28 —	+ 20°	» 7° 50	id.	id.	id.	id.

12 —	+ 24°	» 5° 50	Claire et sale.	Sensible.	id.	Coloration jaune-verdâtre.
19 —	+ 23° 50	» 5° 50	Plus sale.	Moins.	Orage, pluie.	Id. par moment.
26 —	+ 23°	» 5°	id.	Moins.	Beau temps.	Flocons, animalcules monadaires, enchélyd.
2 août.	+ 20°	» 5°	id.	Sensible.	Pluie.	Kolpodes, brachiones.
9 —	+ 17°	» 6°	Très sale.	Moins.	Beau temps.	Écourues.
16 —	+ 18° 50	» 5° 50	Sale.	Moins.	Pluie.	Stagnation, enchélydes, cyclides.
23 —	+ 21°	» 5°	Limpide, sale.	Beaucoup.	Pluie.	Paramécies.
30 —	+ 21°	» 5°	Sale.	Sensible.	Beau temps.	Animalcules, flocons.
6 septembre.	+ 18° 50	» 5°	Limpide.	Très louche.	Pluie.	Animalcules, vibrions.
13 —	+ 18°	» 5° 75	Limpide.	Louche.	Beau temps.	Coloration variée, vibrions.
20 —	+ 15°	» 5°	Sale.		Pluie forte.	Grande crue.
27 —	+ 16°	» 5° 50	Sale.		Pluie.	id.
4 octobre.	+ 17°	» 5° 50	Moins sale.		Beau.	id.
12 —	+ 13°	» 5° 50	Aspect limpide.		id.	Flocons.
15 —	+ 13°	» 6°	Sale.		Pluie.	id.
28 —	+ 12°	» 5° 50	id.		id.	Dépôt suspect.
1er novembre.	+ 11°	» 5°	id.		id.	id.
8 —	+ 12°	» 4° 50	Limpide.		Beau temps.	Animalcules, volvox, etc.
15 —	+ 11°	» 6° 50	id.		id.	Kérones.
22 —	+ 7°	» 5° 50	id.	Sensible.	Beau.	Dépôt.
29 —	+ 4°	» 5° 25	id.	id.	id.	id.
6 décembre.	+ 6°	» 5° 50	Sale.	Très apparente.	id.	Dépôt abondant.
13 —	+ 9°	» 6° 50	Très sale.	Beaucoup.	Pluie.	Id., flocons.
20 —	+ 6°	» 6°	Moins sale.	Sensible.	Beau, froid.	id.
27 —	+ 10°	» 6°	Sale.	id.	Pluie.	id.
3 janvier 1867.	+ 5°	» 6°	Limpide.	id.	Beau, neige.	id.
10 —	+ 8°	» 6°	Très sale.	Abondante.	Pluie, gde crue.	id.
17 —	+ 2°	» 5°	Moins.	id.	Beau.	id.
24 —	+ 6°	» 4° 25	Limpide.	Sensible.	id.	id.
31 —	+ 8°	» 6°	id.	id.	Pluie.	id.
9 février.	+ 9°	» 6° 25	Trouble.	id.	Beau.	id.

Il résulte des recherches énoncées ci-dessus, que la composition minérale de l'eau de la Mayenne a très peu varié pendant toute l'année, et à ce point de vue son eau serait irréprochable. Mais l'eau a été la plupart du temps trouble et même sale; sa température a été assez élevée et son défaut capital est la matière organique qu'elle récèle. Elle se corrompt très vite, et au bout de quelques jours de puisage de nombreux flocons suspects en altèrent la limpidité. A l'aide des réactifs on y a reconnu de très fortes proportions de substances organiques.

Sous ce rapport, la Mayenne ressemble à la Saône et à la Somme, dont les qualités ne permettent pas que l'on puisse s'en servir dans les usages domestiques.

L'analyse chimique de cette rivière a donné,

POUR UN LITRE :

Eau d'hiver (février à mai).	
Carbonate de chaux	0gr 033
Sulfate de chaux	0. 021
Chlorures de calcium Sulfate de magnésium	0. 025
Chlorures de magnésium Nitrate de magnésie	0. 001
Silice	0. 025
Oxyde de fer	Traces.
Matières organiques	0. 015
Total	0. 120

Eau d'été (juin à août).	
Carbonate de chaux	0gr 030
Sulfate de chaux	0. 009
Chlorures de sodium	0. 030
— de potassium	0. 007
Nitrate de soude	0. 005
Silice	0. 006
Fer et phosphate	Traces.
Matières organiques	0. 008
Total	0. 095

La différence qui existe entre ces deux analyses tient à la variabilité de l'eau et à ce qu'on observe toujours une plus grande quantité de carbonate de chaux en hiver qu'en été. La matière organique diminue aussi en été, parce que en général l'élévation de la température et l'action plus prolongée de la lumière solaire contribuent à la détruire.

En agriculture, l'eau de la Mayenne présente de très grands avantages, soit qu'on l'utilise en irrigations, soit qu'elle séjourne momentanément sur les prairies qui bordent ses rives. Dans l'industrie ses applications sont recommandées dans les teintureries, les tanneries, les brasseries, les blanchisseries et particulièrement pour l'alimentation des chaudières de machines à vapeur.

Les brasseries et les boulangeries surtout trouveront dans cette rivière une eau qui ne peut que faciliter la fermentation des levûres, fermentation ordinairement retardée ou rendue impossible quelquefois par suite de la trop grande quantité de sels fixes que renferme les eaux de puits et notamment du sulfate de chaux. (V. *Topographie. Loc. cit. Alimentation.*)

Cette observation est facile à vérifier à Château-Gontier, ville où la panification laisse beaucoup à désirer. Une des principales causes de cette imperfection doit être attribuée à l'habitude que les boulangers ont de se servir constamment pour cet usage d'eaux des puits publics ou particuliers de la ville dont la composition est mauvaise.

L'eau de la Mayenne dissout parfaitement le savon et cuit très bien les légumes; cependant toutes les populations riveraines ne s'en servent jamais pour les usages domestiques.

Il existe une telle répugnance générale pour l'emploi de cette eau en boisson, qu'il est impossible de rencontrer une seule personne qui s'en serve habituellement et qui puisse donner des observations sur sa digestibilité et sur ses effets physiologiques ou pathologiques sur l'économie.

Il serait imprudent de tenter d'alimenter la ville de Château-Gontier avec une eau semblable.

Les animaux seuls en font usage, et paraissent la préférer, quoi qu'on en dise, aux eaux immondes qui entourent leurs étables. Les effets de cette boisson n'ont jamais été fâcheux et paraissent leur être salutaires.

Les seules observations que les vétérinaires aient pu nous communiquer et qu'ils ont faites sur les abreuvoirs de la Mayenne, c'est la fréquence des gerçures aux boulets des animaux qui les fréquentent. M. Pichon, médecin-vétérinaire, attribue ces ulcérations, très longues à guérir, à la nature des substances organiques en suspension dans l'eau et qui composent la vase et les limons dans lesquels séjournent les pieds des animaux. Ces ulcérations sont recouvertes d'une pseudo-membrane de nature organique.

Les bains froids, pris avec l'eau de la Mayenne, sont favorables à la santé pendant la plus grande partie de la saison d'été; cependant lorsque le courant s'est ralenti, et que le niveau des eaux a diminué surtout pendant les écourues, il n'est pas rare d'observer diverses éruptions légères se développer sur le corps des baigneurs, et des incommodités intestinales variables, avec un développement fébrile plus ou moins léger.

En médecine, on recommande avec raison les lotions ou lavages des vieux ulcères avec l'eau de la rivière, et on s'en trouve généralement bien. Nous ne nous étendrons pas davantage sur l'emploi de cette eau à la surface du corps, ce serait tomber dans les redites de l'hydrothérapie ; nous nous bornerons à constater que la température de l'eau de la Mayenne, variant selon les circonstances atmosphériques, est parfois tellement tiède que l'on ne pourrait s'en servir utilement en douches et en bains froids.

Au point de vue hygiénique, la Mayenne présente diverses particularités qui sont généralement des plus heureuses pour la santé publique. La direction de son cours, son étendue et l'escarpement de ses rives, principalement de la rive droite, sont de réelles qualités.

L'encaissement d'un fleuve ou d'une rivière, riche en principes fermentescibles, est toujours favorable, surtout lorsque ces cours d'eaux sont exposés pendant les grandes chaleurs à une certaine stagnation. Desgenettes attribuait la salubrité de la Haute-Égypte à l'encaissement du Nil dans cette partie du pays; tous les hygiénistes ont fait cette remarque. Quoique les émanations ou les effluves qu'exhalent la surface de la Mayenne, soient bien loin heureusement de posséder la terrible spécificité du grand fleuve qui empoisonne et fertilise la Basse-Égypte, elles n'en ont pas moins, comme celles du plus simple ruisseau, une influence palustre, à certains moments de l'année, qui se manifeste sur les parties de ses rivages qui cessent d'être escarpés et dans certaines mauvaises conditions des habitations qui y sont établies.

Cette influence se traduit par des fièvres intermittentes, à types variés, et diverses affections catarrhales que l'on peut observer, notamment en automne et au printemps, surtout lorsque les vents de l'ouest et du sud, si communs dans nos climats, viennent à régner. (V. *Topographie médicale de l'arrondissement de Château-Gontier.*)

La ville de Château-Gontier n'éprouve aucun inconvénient des effluves de la Mayenne; bâtie en grande partie sur un coteau élevé de la rive droite, elle se présente à une des expositions les plus avantageuses de notre pays, l'exposition orientale. Derrière elle soufflent impunément les vents les plus redoutés, à ses pieds coule la rivière, et, par l'élévation du rocher sur lequel elle est établie, elle présente à l'autre portion de la ville, le faubourg, situé sur la rive gauche, un abri protecteur.

Aussi l'état hygiénique de la ville est-il des plus sains; les épidémies proprement dites y sont inconnues, le choléra n'y a jamais été observé.

L'hôpital, situé sur la rive gauche de la Mayenne, à quelques mètres seulement des égouts qui viennent s'y déverser, se ressent de sa mauvaise situation et subit parfois des influences délétères, dont l'origine ne peut être cherchée ailleurs que dans les effluves marécageuses de la rivière. La pourriture des plaies, les érisypèles, les fièvres typhoïdes, etc., s'observent fréquemment et se développent parmi la population de cet hôpital.

Une des circonstances anti-hygiéniques que nous devons signaler, c'est la prolongation exagérée de ce que l'on est convenu d'appeler les *écourues*. Du 1er juillet au 1er octobre, l'administration des ponts et chaussées a pour habitude, dans ces mois les plus chauds de l'année, de mettre à peu près à sec le lit de la rivière, au point que dans beaucoup d'endroits, il est possible de la traverser en marchant sur quelques galets.

Sans doute, les travaux de réparations des barrages, des écluses et des usines exigent annuellement un abaissement assez considérable du niveau de l'eau, mais ce qui paraît urgent au point de vue sanitaire, c'est de n'avoir recours à ces moyens que pour des travaux utiles, indispensables et non comme on le fait avec trop de rigueur.

L'attérissement extrême du lit de la Mayenne, et, par conséquent, de tous ses affluents, exerce une influence des plus funestes et qui entre pour beaucoup dans l'étiologie des fièvres muqueuses ou typhoïdes, sortes de fièvres intermittentes continues, véritables empoisonnements miasmatiques qui se déclarent si communément dans la saison de l'automne. Nous examinerons plus loin l'étiologie et la nature de ces maladies endémo-épidémiques dans l'arrondissement de Château-Gontier.

Le bassin de la Mayenne est formé par un certain nombre d'affluents, sortes de cours d'eaux ou ruisseaux, dont les plus importants sont, sur la rive droite de la Mayenne, en descendant du nord au sud :

1° Le ruisseau dit de *Gouesse*, de 8 kilomètres de parcours. — Sources dans les communes de Quelaines et d'Origné. — Il est formé par plusieurs petits ruisseaux de ces deux communes.

Altitudes des sources, 88m et 92m ; à son confluent dans la Mayenne, 34m.
Terrains : Schistes argileux et talqueux. — Pointes de diorite. — Diorite granitoïde et compacte. — Grès et sables. — Eurite.
Titre hydrotimétrique de l'eau : 9°. — Pas de sulfates. — Traces de chlorures. — Résidu pour un litre (Mai-Juillet) 0gr210.

2° Le ruisseau dit de *la Butte*, commune de Saint-Sulpice. — Parcours, 5 kilomètres.

Altitude à sa source, 82m ; à son confluent dans la Mayenne, 32m.
Terrains : Schistes argileux. — Diorite. — Eurite.
Titre : 8°. — Pas de sulfates. — Chlore, 0gr010.

3° Le ruisseau du *Coudray*, commune de Loigné. — 3 à 4 kilomètres de parcours.

Altitude à sa source, 85m ; à son confluent, 31m.
Terrains : Schistes argileux et micacés. — Grauwacke. — Grès et sables.
Titre : 8°50. — Pas de sulfates. — Traces de chlorures.

4° Le ruisseau dit *le Marmouillet*, de 8 kilomètres de parcours. — Commune de Loigné.

Altitude à l'une de ses sources, près le bois des Rouillères, 86m ; à son confluent, 28m.
Terrains : Schistes argileux. — Schistes micacés. — Grauwacke.— Grès et sables.
Titre : 9°. — Pas de sulfates. — Traces de chlorures.

5° Le ruisseau des *Perrettes*, près Bazouges. — Parcours, 2 à 3 kilomètres.

Altitude à sa source, 76m ; à son confluent, 28m.
Terrains : Phyllade. — Grès et sables.
Titre : 9°. — Pas de sulfates. — Traces de chlorures.

6° Le ruisseau des *Aulnays*. — Parcours de 6 kilomètres, des Landes de Bazouges à Château-Gontier.

Altitude des sources, au bois des Aulnays, 89m ; à son confluent, 27m 30.
Terrains : Phyllade. — Sables. — Grès. — Argile.
Titre : 6° 50. — Pas de sulfates. — Traces de chlorures.

7° Le ruisseau de *Pendu* ou *des Morelles*. — Parcours de 4 kilomètres. — Communes de Saint-Fort et de Bazouges.

Altitude aux sources des Morelles, 80m ; à son confluent, 27m.
Terrains : Phyllades. — Grauwacke schisteuse. — Argile. — Grès et sables.
Titre : 10°. — Pas de sulfates. — Chlore, 0gr020. (M. Robinet.)

8° Le ruisseau de *la Guédonnière*. — 3 kilomètres de parcours. — Commune de Menil.

Altitude à sa source, 48m ; à son confluent, 26m.
Terrains : Phyllades. — Grauwacke schisteuse. — Grès et sables.
Titre : 13°.—Tr. d'acide sulfurique.—Chlore, 0gr020. (M. Robinet.)
Acide carbonique libre, 7 centimètres cubes.

Sulfate de chaux............	0gr035
Chlorure de magnésium.....	0. 049
Carbonate de chaux.........	0. 051
	0gr135 (M. Robinet.)

9° Le ruisseau de *Valles*, près Menil. — Parcours, 9 kilomètres. — Traverse les communes de Menil, Saint-Fort et Chemazé.

Altitude à sa source, dans la forêt de Valles, 74m ; à son confluent, 25m30.
Terrains : Phyllades. — Grauwacke schisteuse. — Grès et sables.
Titre : 10° 50.
Acide carbonique libre, 5 centimètres cubes.

Carbonate de chaux.........	0gr020
Chlorure de chaux..........	0. 030
Sulfate de chaux.... traces.	
	0gr050 (M. Robinet.)

10° Le ruisseau des *Cimbretières*. — Parcours, 4 kilomètres. — Commune de Menil.

Altitude à sa source, 76m ; à son confluent, 25m.
Terrains : Schiste argileux. — Grauwacke schisteuse. — Grès et sables.
Titre : 11°.—Acide sulfurique, 0gr000.—Chlore, 0gr020. (M. Robinet.)

Rive gauche de la Mayenne :

1° Le ruisseau de *Villiers-Charlemagne*. — Parcours, 3 kilomètres. — Commune de Villiers.

Altitude à sa source, 96m ; à son confluent, 31m 30.

Terrains : Phyllade. — Grauwacke. — Quartz grenu. — Roches amphiboliques. — Grès et sables.
Titre : 13°. — Acide sulfurique, traces. — Chlore, 0gr015.
Acide carbonique libre, 7 centimètres cubes.

Carbonate de chaux.........	0gr051
Sulfate de chaux............	0. 035
Chlorure de magnésium.....	0. 049
	0gr135 (M. Robinet.)

2° Le ruisseau de *Corbray*. — Parcours, 2 kilomètres. — Commune de Saint-Germain.

Altitude à sa source, 66m ; à son confluent, 30m40.
Terrains : Phyllade. — Grauwacke. — Diorite granitoïde. — Diorite et mélaphyre. — Eurite.
Titre : 13° 50. — Acide sulfurique, traces. — Chlore, traces.

3° Le ruisseau du *Pont-Manceau*. — Parcours, 12 kilomètres au travers des communes de Fromentières, Ruillé et Saint-Charles.

Altitude à sa source, 102m ; à son confluent, 29m.
Terrains : Phyllade. — Diorites. — Schistes quartzifères. — Argile. — Grès et sables.
Titre : 13° 50.
Acide sulfurique............ } āā traces. (M. Robinet.)
Chlore.....................

4° Le ruisseau du *Pont-Perdreau*. — Parcours, 14 kilomètres. — Communes d'Azé, Fromentières, Longuefuye.

Altitude à sa source, près Grez, 104m ; à son confluent, 28m.
Terrains : Phyllades. — Grauwacke. — Diorite. — Grès et sables.
Titre : 13°.
Acide sulfurique............ } āā traces. (M. Robinet.)
Chlore.....................
Acide carbonique libre, 15 centimètres cubes.

Sulfate de chaux............	0gr021
Chlorure de magnésium.....	0. 040
Carbonate de chaux.........	0. 051
	0gr112 (M. Robinet.)

5° Le ruisseau de *la Roche-d'Azé*. — 6 kilomètres de parcours. — Communes d'Azé et de Châtelain.

Altitude à sa source, 60m; à son confluent, 27m.
Terrains : Phyllades, — Grès et sables. — Grauwacke.
Titre : 10°.
Acide sulfurique............ } āā traces. (M. Robinet.)
Chlore..................... }

6° Le ruisseau d'*Ingrandes*. — Parcours, 6 kilomètres — Communes d'Azé, de Coudray et de Châtelain.

Altitude à sa source, 64m; à son confluent, 26m.
Terrains : Phyllade. — Grès et sables tertiaires. — Grauwacke. — Schistes micacés.
Titre : 13°.
Acide sulfurique............ } āā traces. (M. Robinet.)
Chlore..................... }

7° Le ruisseau du *Béron*. — Parcours, 16 kilomètres. — Communes de Coudray, Argenton, Châtelain et Bierné.

Altitude moyenne des sources, 82m; à son confluent, 25m.
Terrains : Phyllades.— Schistes micacés. — Roches amphiboliques. — Sables.
Titre : 13° 50.
Acide carbonique libre, 7 centimètres cubes.

Carbonate de chaux	0gr051
Sulfate de chaux............	0. 035
Chlorure de magnésium.....	0. 042
	0gr128 (MM. Robinet et Mahier.)

8° Le ruisseau de *Cormerai*. — Parcours, 4 kilomètres. — Commune de Daon.

Altitude à sa source, près les Lues, 51m; à son confluent, 25m.
Terrains : Phyllades. — Grauwacke. — Grès et sables.
Titre : 13° 50.
Acide carbonique libre, 7 centimètres cubes.

Carbonate de chaux	0gr051
Sulfate de chaux............	0. 035
Chlorure de magnésium	0. 049
	0gr135

Tels sont les principaux ruisseaux qui forment le bassin de la Mayenne dans l'arrondissement de Château-Gontier.

Leur parcours est d'environ 117 kilomètres. La moyenne de leur titre hydrotimétrique est de 9° pour ceux de la rive droite, et de 13° 50 pour ceux de la rive gauche; différence très-minime dans leur composition. Toutes ces eaux réunies nous ont donné, pour un litre, fort peu de sels fixes et une assez grande quantité de substances organiques. Les résidus obtenus par évaporation sont de 0gr 1860.

CHAPITRE III.

Bassin de l'Oudon. — Versant de la Sarthe.
Considérations sur les cours d'eaux de la Mayenne.

L'Oudon est une petite rivière, non navigable, qui prend sa source dans l'arrondissement de Laval, traverse l'arrondissement de Château-Gontier du nord au sud-est, un peu obliquement, en passant par les communes de Méral, Cossé-le-Vivien, Athée, Craon, Chérancé, et va se réunir à la Mayenne dans le département de Maine-et-Loire.

L'Oudon est donc un affluent de la Mayenne.

Il reçoit lui-même plusieurs cours d'eaux assez importants, telles que les petites rivières de Denazé, l'Hyère, la Mée, l'Uzure et le Chéran.

Son parcours est d'environ 45 kilomètres au moins, en raison des sinuosités considérables qu'il décrit.

A son entrée dans l'arrondissement, son altitude est de 82 mètres au-dessus du niveau de la mer, et de 30 mètres à sa sortie, près du moulin de Sevillé, commune de Chérancé.

Les eaux de l'Oudon ressemblent beaucoup, au point de vue physique et chimique, à celles de la Mayenne. Retenu par de nombreux petits barrages et de moulins, son cours est parfois très lent. Sous l'influence de grandes pluies, cette rivière déborde très souvent et envahit les prairies qui avoisinent ses rives, lesquelles sont fort peu escarpées.

Les terrains sur lesquels coulent les eaux de l'Oudon sont assez uniformes, à part quelques filons de quartz blanc que l'on observe près de Méral ; les phyllades dominent dans leur composition, puis on trouve les schistes micacés, les grès et les sables, des phyllades quartzifères et du quartz grenu.

L'analyse hydrotimétrique a donné :

Titre : 6°50.
Pas d'acide sulfurique. — Chlore, 0gr010.
M. Robinet a trouvé :

Carbonate de chaux.........	0gr025
Chlorure de magnésium	0. 036
	0gr061

Comme la Mayenne et tous les cours d'eaux de l'arrondissement, l'eau de l'Oudon contient beaucoup de substances organiques. A plusieurs reprises des évaporations ont été faites et ont donné plus de deux décigrammes de résidus.

Sur la rive droite, l'Oudon reçoit les petites rivières de :

1° *La Mée.* — Parcours, 10 à 12 kilomètres environ au travers des communes de Laubrières et de Livré.

Altitude à sa source, près Laubrières, 80m ; à son confluent, près de Livré, 46m.
Titre : 7°50.

Acide sulfurique............	0gr000	
Chlore......................	0. 020	(M. Robinet.)

2° *L'Uzure.* — Parcours, 10 kilomètres. — Communes de Niafles et de la Selle-Craonnaise.

Altitude, à l'une de ses sources, 60m ; à son confluent dans l'Oudon, près le moulin de Bouche-d'Uzure, 41m.
Terrains : Phyllades. — Grauwacke schisteuse.
Titre : 7°.
Acide sulfurique............ 0gr000
Chlore.............. traces.

Cette petite rivière reçoit un ruisseau assez important dit de *la Pelterie.* — Son parcours est de 10 kilomètres, sur les communes de Fontaine-Couverte et de La Roë.

Altitude à sa source, 70m ; à son confluent dans l'Uzure, près l'ancien étang de la Rincerie, 54m.
Terrains : Phyllades. — Grauwacke schisteuse.
Titre : 7°. — Acide sulfurique, 0gr000. — Chlore, traces.

Le ruisseau de l'*Etang de la Rincerie.* — Parcours, 12 kilomètres. — De la commune de Brains à l'Uzure, en passant par l'ancien étang de la Rincerie.

Altitude à sa source, 92m ; à son confluent, 50m.
Terrains : Quartz grenu. — Phyllades.
Titre : 8°.
Acide sulfurique............ 0gr010
Chlore..................... 0. 020

Le ruisseau d'*Aubay.* — Parcours, 6 kilomètres. — Va de la forêt de Landrigné, près Brains, au ruisseau de l'Etang de la Rincerie.

Altitude à sa source, 94m ; à son confluent, 58m.
Titre : 8° 50.

Le ruisseau de ***Saint-Martin-du-Limet.*** — **Parcours, 5 kilomètres. — Communes de Saint-Martin-du-Limet et de Bouchamps.**

Altitude, près Saint-Martin, 72m ; à son confluent dans l'Oudon, 30m.
Terrains : Phyllades. — Schiste ardoise. — Quartz grenu. — Phyllades silicifères.
Titre : 8° 50. — Traces de sulfates et de chlore.

Le Chéran. — **Petite rivière de 18 kilomètres de parcours. — Traversant les communes de Saint-Aignan, Congrier, Saint-Saturnin, Renazé et la Boissière.**

Altitude, près l'étang de la Guiardière à Saint-Aignan, l'une de ses sources, 96m ;— altitude, près Renazé, 48m ; à son confluent dans l'Oudon, 32m.
Terrains : Phyllades. — Schistes quartzifères. — Quartz grenu. — Grès et sables. — Schiste ardoise.
Titre : 8° 50. — Traces d'acide sulfurique et de chlore.

Sur la rive gauche, l'Oudon reçoit :

1° Le ruisseau de ***Cossé.*** — **Parcours, 6 kilomètres. — Commune de Cossé-le-Vivien.**

Altitude à sa source, 90m ; à son confluent dans l'Oudon, 70m.
Terrains : Schiste argileux. — Grès et sables.
Titre : 8°
Acide sulfurique.... traces.
Chlore.................... 0gr015 (M. Robinet.)

2° Le ruisseau du ***Bois-Ragot.*** — **Parcours, 7 kilomètres. — Commune de Cosmes.**

Altitude à sa source, 82m ; à son confluent, 64m.
Terrains : Phyllades. — Pointes de granit. — Grès et sables.
Titre : 8° 50.

3° Le ruisseau de *la Chapelle-Craonnaise.* — Parcours, 4 kilomètres. — La Chapelle.

Altitude à sa source, 77m; à son confluent dans l'Oudon, 58m.
Terrains : Phyllades.
Titre : 6° 50.
Acide sulfurique 0gr000
Chlore 0. 050

4° La rivière de *Denazé.* — Petite rivière de 7 kilomètres de parcours. — Craon, Denazé.

Altitude à sa source, 84m; à son confluent dans l'Oudon, 54m.
Terrains : Phyllades. — Grès et sables.
Titre : 10°.
Acide sulfurique........... 0gr000
Chlore..................... 0. 010

5° *L'Hyère.* — Petite rivière de 24 kilomètres de parcours, traversant les communes de Saint-Gault, Peuton, Marigné, Laigné, Pommerieux et Chérancé.

Altitude à sa source, 83m; à son confluent, 33m.
Terrains : Phyllades. — Schistes micacés. — Grès et sables. — Phyllades quartzifères, — Quartz grenu.
Titre : 12°.
Acide sulfurique..... traces.
Chlore..................... 0gr050

6° Le ruisseau de *Margué.* — Parcours, 8 kilomètres. — Laigné et Pommerieux.

Altitude à sa source, landes de Bazouges, près la forêt de Valles, 97m; à son confluent dans l'Hyère, 61m.
Terrains : Grès et sables. — Schistes argileux.
Titre : 6° 50.

7° Le ruisseau d'*Ampoigné.* — Parcours, 6 kilomètres. — Ampoigné.

Altitude à sa source, près de Villesouris, 81m; à son confluent dans l'Hyère, à la Barbellerie, 45m.

Terrains : Grès et sables. — Schistes argileux.
Titre : 7°50.
Acide sulfurique........... 0gr000
Chlore..................... 0. 010 (M. Robinet.)

8° *La Gravelle.*—Parcours, 8 kilomètres.—Chemazé et Mée.

Altitude à sa source, près la Brosse, 74m ; à la Leu de Mée, 47m ; à son confluent dans l'Hyère, 42m.
Terrains : Grès et sables. — Phyllades.
Titre : 8° 50.
Acide sulfurique.... traces.
Chlore..................... 0gr015 (M. Robinet.)

En dehors de ce bassin, dans cette partie de l'arrondissement, il existe encore quelques cours d'eaux, d'importances variées, qui occupent les versants du sud-ouest et du nord-ouest.

Dans le versant sud-ouest on remarque :

Le ruisseau des *Caves*. — De 4 à 5 kilomètres de parcours dans l'arrondissement, et de 8 kilomètres dans sa totalité sur le département d'Ille-et-Vilaine. — Il va de la commune de la Rouaudière à l'étang de Martigné-Ferchaud (Ille-et-Vilaine).

Altitude à sa source, 90m ; à sa sortie de l'arrondissement, 62m ; à l'étang, 56m.
Terrains : Phyllades. — Quartz grenu.
Titre : 8°. — Acide sulfurique, traces. — Chlore, traces. (M.)

Le Gravier. — Ruisseau de 10 kilomètres de parcours. — Sources dans les Landes, près la forêt de Lourzay, au sud de la commune de Congrier.

Altitude des Landes, 108m ; à la sortie de l'arrondissement, 64m. Se jette dans l'étang de Martigné-Ferchaud.
Terrains : Schiste ardoise. — Quartz grenu.
Titre : 9° 50. — Acide sulfurique 0,000. — Chlore. 0gr015.

Le ruisseau de *Saint-Aignan-sur-Roë*. — De 6 kilomètres de parcours. — Traverse la commune de Saint-Aignan. — Sources au bois de Laudriguet.

Altitude, 101 m, va se jeter dans l'étang de la Guiardière, près Saint-Aignan, altitude, 62 m.
Terrains : Phyllades. — Schistes quartzifères. — Quartz grenu. — Grès et sables.
Titre : 7° 50. — Acide sulfurique, traces. — Chlore, traces.

Divers petits cours d'eaux au nord-ouest vont se jeter dans la petite rivière de la Seiche, rivière qui forme la limite de l'arrondissement sur la commune de Cuillé.

La Seiche prend sa source dans l'arrondissement de Laval et va se jeter dans les étangs du département d'Ille-et-Vilaine.

La portion orientale de l'arrondissement est toute entière formée par le versant de la Sarthe, qui est constitué par plusieurs cours d'eaux importants, dont les principaux sont :

L'Erve, petite rivière, non navigable, qui côtoie la limite Est de notre arrondissement, sur la commune de Ballée, dans une étendue de 4 à 5 kilomètres.

Altitude à son entrée dans l'arrondissement, 65 m; à sa sortie, 56 m.
Terrains : Phyllade. — Grauwacke schisteuse. — Calcaire marbre.
Titre : 20°.
Acide sulfurique............ 0gr015
Chlore..................... 0. 020 (M. Robinet).
Carbonate de chaux et de magnésie.

La Vaige, petite rivière de 16 kilomètres de parcours dans l'arrondissement, au travers des communes de Préaux, Beaumont et Bouessay.

Altitude à son entrée, 66m; à sa sortie de l'arrondissement, près du moulin de Grez, 38m.
Terrains : Phyllade. — Calcaire marbre. — Cornéenne.
Titre : 21°.
Traces d'acide sulfurique et de chlore.
Carbonate de chaux et de magnésie.

La Taude, petite rivière formée par plusieurs ruisseaux qui prennent leurs sources : 1° dans la commune de Saint-Charles-la-Forêt, à une altitude de 112m; 2° dans la commune de Bouère, à 98m; 3° à la Haie-d'Anjou, 88m; 4° à la Vezousière de Bouère, à 92m; 5° aux environs de la forêt de Belle-Branche, commune de Saint-Brice, à 86m et 62m.

Ce cours d'eau traverse les communes de Saint-Charles, de Grez, de Saint-Brice (48m) et de Bouère; à sa sortie de l'arrondissement, son altitude est de 48m, et n'est plus que de 22m à son affluence dans la Sarthe.

Terrains : Schistes argileux. — Calcaire. — Quartz grenu. — Anthracite. — Roches feldspatiques.
Titre : 26°.

Acide sulfurique	0gr010
Chlore	0. 015
Acide carbonique, 7 centimètres cubes.	
Carbonate de chaux	0gr123
Sulfate de chaux	0. 042
— de magnésie	0. 028
Chlorures de magnésium	0. 027
	0gr220 (M. Robinet.)

Le ruisseau de Saint-Denis-d'Anjou, dit *le Gouasleux,* de

7 kilomètres de parcours, dont 5 dans l'arrondissement.

Altitude à sa source, 60^m ; à sa sortie de l'arrondissement, 36^m ; à son affluence dans la Sarthe, 20^m.
Terrains : Phyllades. — Grauwacke. — Roches amphiboliques. — Cornéenne.
Titre : 16°.

Tels sont les principaux cours d'eaux qui parcourent l'arrondissement de Château-Gontier, dans une étendue de plus de 420 kilomètres.

La moyenne du parcours des ruisseaux du bassin de l'Oudon est de 9 kilomètres, et la moyenne hydrotimétrique des eaux de 8°. Pour le versant de la Sarthe, la moyenne du parcours est d'environ 10 kilomètres, et la moyenne hydrotimétrique de 22° 5.

La différence qui existe entre les titres de l'eau de ces ruisseaux est facile à expliquer par la variété même des terrains sur lesquels elle coule.

Dans le bassin de la Mayenne, la direction de leur cours est à peu près horizontale et parallèle entre eux ; ils se jettent dans la Mayenne presque sous un angle droit. Dans le bassin de l'Oudon, leur cours est plus oblique; ils se jettent, du nord au sud, dans l'Oudon, sous des angles plus ou moins aigus. Dans le versant de la Sarthe, les petites rivières de l'Erve et de la Vaige coulent du nord au sud-est; les autres cours d'eaux se dirigent presque horizontalement.

L'altitude moyenne de toutes les sources est de 76^m à 80^m; presque toutes sortent de terrains de grès et de sables, superposés à une couche d'argile plus ou moins profonde. Les eaux de drainage augmentent l'importance de ces cours d'eaux, qui, devenus parfois assez considérables, coulent en décrivant des sinuosités infinies au travers des sols qui varient beaucoup de nature et d'aspect.

Les vallées et les coteaux qui bordent ces ruisseaux, sont tantôt escarpés, tantôt à pentes très douces; leur exposition change très fréquemment, selon les inflexions que subissent les ruisseaux. Cependant il est à observer que l'exposition méridionale est la plus commune.

Le lit de ces ruisseaux est composé tantôt de grès très fins, ou de sables plus ou moins limoneux, de schistes, de cailloux roulés et de vase, produits de décompositions variées.

Les rives sont presque partout recouvertes d'arbres, d'arbustes ou de plantes aquatiques. Les saules, les peupliers, les joncs (*Juncus conglomeratus, bufomus*, etc.), diverses espèces de cypéracées, de carex, de mousses, de fougères, d'euphorbes, de ciguës, de renoncules et de nénuphars (*nymphæa*), sont les plantes que l'on y rencontre le plus communément.

Ces rives sont peu élevées et permettent aux eaux grossies par les pluies de déborder facilement. Pendant l'été, au contraire, presque tous ces ruisseaux tarissent; leur cours est suspendu, et çà et là seulement une plus ou moins grande quantité d'eau, retenue par la profondeur du lit, y séjourne et y stagne. Ces flaques d'eaux dormantes acquièrent promptement les mauvaises qualités des eaux marécageuses dans certaines conditions.

Lorsqu'elles sont exposées aux rayons de la lumière solaire, elles se corrompent assez facilement; leur couleur change en raison du développement des animalcules et des végétations microscopiques qui s'y produisent, et elles exhalent alors des effluves nuisibles à la santé des personnes et des animaux qui habitent trop près de ces rives et sous une exposition défavorable.

Nous pouvons chaque année constater les effets fâcheux qui se produisent lorsque, vers l'automne, on arrache de ces flaques d'eaux les plantes aquatiques qui les recouvrent et les limons qui sont attachés à leurs racines pour les faire sécher et les employer comme engrais.

Presque toujours les eaux, complètement innocentes lorsqu'elles étaient entièrement recouvertes par les larges feuilles des nénuphars et les hautes tiges des autres plantes, deviennent malfaisantes lorsqu'on les agite et qu'on découvre leur surface. Il s'en dégage des gaz méphytiques qui développent des fièvres paludéennes.

Toutes les habitations des campagnes, anciennement construites, sont établies le plus près possible des ruisseaux et toujours sur la rive qui leur donne l'exposition du midi, et ayant le ruisseau au-devant d'elles. Cette situation est des plus défectueuses et des plus malsaines. Dans la topographie de l'arrondissement nous avons insisté sur cette cause d'insalubrité, nous ne ferons ici que de la signaler sans nous étendre sur une description facile à comprendre.

En agriculture, les eaux des ruisseaux de l'arrondissement pourraient être plus utilisées qu'elles ne le sont. Leur composition chimique ne leur donne pas une grande quantité de substances minérales, mais cependant la plus grande partie contient les sels que l'on recherche pour activer la végétation, tels que les sulfates, les chlorures et les azotates, en quantité variable, selon les époques, les ruisseaux et les terrains.

Très peu d'irrigations sont faites avec intelligence et sur

une grande étendue; là où elles existent on a lieu d'en apprécier les bons effets.

D'un autre côté, toutes les prairies qui sont recouvertes par des inondations trop prolongées, où chez lesquelles une stagnation d'eaux de ces ruisseaux existe pendant un trop grand espace de temps, sont infestées par les plantes marécageuses, et sont souvent rendues incultes par des dépôts de vases et de limons.

En général, les herbages de l'arrondissement sont de qualité fort médiocre et l'on ne doit attribuer cette infériorité qu'au défaut d'irrigations convenables et aux drainages imparfaitement exécutés.

Tous les petits cours d'eaux que nous venons d'examiner rendent fort peu de services à l'industrie; le nombre des syndicats a considérablement diminué. D'ailleurs la plupart des petits barrages ont été détruits, et il n'existe d'usines peu importantes ou de moulins que sur l'Oudon et quelques-unes des petites rivières qui y affluent.

En résumé, il est donc à désirer que, au point de vue de l'hygiène générale du pays, tous ces ruisseaux soient entretenus autrement qu'ils ne le sont. Il est urgent de régulariser leur rives, de diriger leurs cours pendant la saison des pluies, et de maintenir, par des barrages bien établis, les eaux de façon à pouvoir les utiliser pour les irrigations si nécessaires en été.

Déjà plusieurs propriétaires ont exécuté des travaux de cette nature sur une certaine étendue, ainsi qu'on peut le voir sur les petites rivières de l'Hyère, du Béron et de l'Uzure, et on ne peut que constater une amélioration dans l'hygiène des habitations riveraines et un progrès réel dans l'agriculture des domaines.

Les eaux courantes de tous ces ruisseaux sont les agents qui influent le plus sûrement sur la végétation ; non-seulement elles agissent comme principe nutritif, en se décomposant dans la plante et en y déposant les éléments qui la constituent, mais elles contribuent encore à favoriser la fermentation des engrais, dont elles portent les sucs et les sels dans les organes du végétal.

On doit se rappeler que l'eau a encore l'avantage d'ouvrir le sol, de le rendre plus perméable aux racines et d'y apporter l'air atmosphérique dont elle est chargée.

Les plus anciens agronomes avaient observé que l'usage d'inonder les prairies pendant l'hiver les garantit de l'effet des fortes gelées. En effet, notre climat nous permet, dans certains hivers, de constater que lorsque toute la surface d'un pré n'est pas inondée, l'herbe croît et conserve sa couleur verte dans toutes les parties qui sont abritées par la glace, tandis qu'elle est sèche et presque morte partout ailleurs.

Les cours d'eaux de l'arrondissement ont un trajet suffisant pour les rendre bien aérées, et par cette raison très précieuses dans les irrigations.

Cependant, quoique nous recommandions l'eau comme l'agent le plus actif de la végétation, il est important qu'on ne l'emploie qu'avec réserve et prudence. Dans la plupart des terrains que nous avons décrits plus haut, en inondant le sol par l'irrigation, et maintenant constamment la terre dans un état de pâte liquide, on produirait plusieurs mauvais effets ; le premier de tous, c'est de hâter la végétation et de grossir la plante au détriment de toutes les qualités qu'elle doit avoir ; le second, c'est de faire périr toutes les plantes utiles qui ne se plaisent pas dans l'eau et de les remplacer par des joncs, des iris, etc., qui dénaturent et ruinent le sol. On produirait dans ce cas ce qu'on cherche à détruire partout dans les prairies, naturellement trop humides, à l'aide de la suie, des cendres et autres corps salins et absorbants.

Les irrigations fréquentes ne sont pas nuisibles dans les terres maigres, légères et sablonneuses des plateaux élevés de l'arrondissement, mais elles sont funestes dans les sols gras, compactes, argileux, où s'établissent les mauvaises herbes dont nous venons de parler, et ce sont les plus nombreux.

Les drainages, au contraire, sont de la plus grande utilité dans ces terrains et, il faut le répéter, leur usage est encore infiniment trop limité.

CHAPITRE IV.

—

Des eaux stagnantes. — Eaux des étangs, des viviers. Marécages. — Effets morbides.

La plus grande partie de l'hygiène publique des campagnes réside dans l'étude des eaux stagnantes. C'est là qu'il faut y chercher les principales causes des maladies endémiques et épidémiques.

Aussi les médecins de toutes les époques ont ils attaché une importance capitale, dans la production des épidémies, à la distillation des produits décomposables, accumulés à la surface de la terre, distillation à laquelle les eaux stagnantes donnent lieu sous l'influence de la chaleur.

L'arrondissement de Château-Gontier n'est pas, à proprement parler, un pays marécageux; on n'y trouve plus actuellement ce que l'on désigne généralement par l'expression de *marais.* Mais il y a beaucoup d'eaux stagnantes, beaucoup de mares, de viviers, de flaques d'eau plus ou moins croupissantes autour des habitations des campagnes et des bourgs.

Dans la topographie médicale de l'arrondissement, nous nous sommes étendu très longuement sur cette cause d'insalubrité, à laquelle personne ne prend assez de souci.

Les grands étangs, qui jadis occupaient d'immenses étendues dans les parties les plus déclives des nombreuses vallées du pays, ont presque tous été desséchés; c'est un immense progrès hygiénique.

Les maladies épidémiques, produites dans leur voisinage, étaient, à cette époque, fréquentes et dévastatrices. Il existe, dans les archives de certaines communes, des récits émouvants de ravages produits par la dyssenterie, le typhus, les angines gangréneuses, les fièvres intermittentes pernicieuses, la scarlatine maligne, etc.

De vénérables confrères nous ont retracé l'état affreux où se trouvaient alors les pauvres habitants des campagnes, isolés et abandonnés de tout secours médical.

Parfois on arborait, au clocher du village infesté, un drapeau noir, lugubre avertissement pour le voyageur égaré dans ces parages. Ces choses ne sont pas aussi loin de nous qu'on pourrait se l'imaginer; elles avaient lieu, il y a à peine un demi-siècle, sur les communes d'Ampoigné, de Pommerieux, de Fontaine-Couverte, de la Rouaudière, de Brains-sur-les-Marches, etc., etc., où il existait de grands étangs marécageux, des bois et des haies formidables, qui empêchaient toute aération.

Maintenant on ne saurait rencontrer cet état de choses; une transformation complète a eu lieu par les progrès de l'agriculture, le défrichement des bois et des forêts, le dessèchement des grands étangs et l'aération produite par les routes qui sillonnent nos contrées.

Le seul étang important qui existe dans l'arrondissement

est celui dit de la Guiardière, près Saint-Aignan-sur-Roë. Il est situé sur un terrain de schistes argileux et quartzifères, de grès, de sables et de quartz grenu, au milieu de coteaux élevés. Son altitude est de 60^{m} au-dessus du niveau de la mer. Il est alimenté par divers petits ruisseaux notamment par le Bravay.

Les eaux en sont abondantes, limpides, presque inodores, leur titre hydrotimétrique est de 7°, à l'analyse on n'y trouve peu de traces d'acide sulfurique et seulement 0^{gr}010 de chlore. Évaporées à siccité, le résidu qu'elles abandonnent est de 0^{gr}1900.

En raison du niveau constant des eaux de cet étang, les habitations riveraines ne sont pas incommodées par les effluves ou les émanations vaseuses. Le bourg de Saint-Aignan, situé au nord et à une altitude supérieure, ne paraît pas non plus en souffrir.

Quelques autres bourgs, tels que Cossé-le-Vivien, Bierné, Saint-Laurent-des-Mortiers, Marigné-Peuton, etc., possèdent, très près des habitations, de petits étangs, mares ou viviers, dont le voisinage est parfois insalubre à certaines époques de l'année.

Celui de Cossé-le-Vivien, situé à l'ouest du bourg, a donné lieu à plusieurs reprises à des épidémies de fièvres muqueuses ou typhoïdes, et à des fièvres intermittentes. Cela a lieu toutes les fois que l'on vide en partie ou en totalité cet étang.

M. le docteur de Montozon, médecin des épidémies, a bien voulu nous communiquer les observations qu'il a faites dans le pays. Dans le dernière épidémie de 1865, tous les riverains furent atteints plus ou moins sérieusement, excepté un industriel qui travaillait des *cuirs tannés.*

Cet étang, dit de la *Tannerie*, est situé sur un fond vaseux, au-dessus d'un terrain de schistes et d'argile. Son eau assez limpide, à odeur vaseuse, devient trouble, sale, floconneuse, lorsqu'elle a été puisée depuis quelque temps.

Son titre hydrotimétrique est de 16°.

Analyse :	Acide sulfurique...	0gr030
	Chlore............	0. 055
Résidu :	....	0. 3700

Dans le bourg de Bierné, à la partie la plus élevée, au nord-est, se trouve un petit étang ou plutôt un vivier, d'une étendue de 40 à 50 ares, dont on a à souffrir à certaines époques de l'année.

Il n'est alimenté par aucun ruisseau, et le niveau de ses eaux baisse plus ou moins dans les étés secs et chauds. Son fond est vaseux, et le sol est composé de schistes et d'argiles.

Les émanations qui s'en dégagent donnent souvent lieu à des affections typhiques et intermittentes, d'après le rapport de M. le docteur Bondu, médecin de cette localité.

L'eau de cet étang est très utile à la population, qui l'emploie pour abreuver les bestiaux et comme lavoir.

Son titre hydrotimétrique est de 9°.

Analyse :	Acide sulfurique...	0gr020
	Chlore............	0. 060
Résidu :	....	0. 4200

La coloration des eaux est noirâtre; quoiqu'assez limpides, elles sont altérées par des purins, et contiennent, par conséquent, beaucoup de substances organiques.

A l'ouest de la commune de Saint-Laurent-des-Mortiers,

et à une centaine de mètres des habitations, est situé un petit étang, appelé le Cloteau-Ruiné, qui sert à la fois d'abreuvoir et de lavoir. Son étendue est de 15 à 20 ares environ. Les habitants ne possèdent que cette pièce d'eau pour leurs usages, et lorsque, dans les étés chauds et longtemps secs, elle tarit, leur détresse est extrême.

Par sa situation et son fond vaseux, l'eau de cet étang, presque toujours recouverte de plantes aquatiques, porte préjudice à la santé des habitants du bourg.

Titre hydrotimétrique : 10°.

Analyse :	Acide sulfurique...	0gr030
	Chlore	0.070
Résidu :	....	0.3860

A Marigné-Peuton, dans le bourg même, une mare infecte croupit pendant la majeure partie de l'année au milieu des habitations. Elle sert d'abreuvoir public.

Pendant l'hiver, ses eaux, grossies par un ruisseau venant de l'étang de Bréon, deviennent courantes; pendant le reste de l'année, elles sont stagnantes, vaseuses, et donnent lieu à des épidémies variées parmi les habitants du bourg. En 1860, une épidémie de fièvre typhoïde sévit cruellement dans cette commune.

Cette mare est située au bas du coteau sur lequel s'élève le bourg et est exposée au midi.

L'étang de Bréon, situé à environ 1,000 mètres, à l'est, du bourg de Marigné, est assez considérable et mérite d'être étudié au point de vue hygiénique. Son étendue est d'environ 8 hectares; il est alimenté par les eaux pluviales qui, après avoir traversé au loin des terrains composés de grès et de sables tertiaires, viennent se réunir sur une couche d'argile et de schistes. Le fond en est vaseux et ocracé.

Titre : 12°.

Analyse :	Acide sulfurique...	0gr020
	Chlore............	0.030
	Sels de fer.. traces.	
Résidu :	....	0.1850

Des travaux récemment exécutés au milieu des marécages qui entouraient cet étang, le rendent moins insalubre pour les fermes de Marigné et de Peuton qui l'avoisinent.

Nous ne citons que ces quelques étangs comme exemples; les mêmes observations peuvent être faites dans la plupart des autres bourgs qui possèdent des mares ou des flaques d'eau, très utiles pour certains usages, mais dont l'entretien est complètement nul et la situation dangereuse.

Les *lavoirs publics*, dans presque toutes les communes de l'arrondissement, présentent également de graves inconvénients hygiéniques; la plupart d'entre eux doivent être rangés parmi les mares d'eaux stagnantes. Leur installation est vicieuse ou incomplète, car les lavoirs couverts et à eaux courantes sont l'exception, tandis que ceux à écoulement non permanent sont les plus nombreux. Les eaux en sont toujours troubles, savonneuses, putrescibles et constituent, par conséquent, une des causes les plus ordinaires et les plus graves d'insalubrité. [1]

Dans les campagnes, chaque ferme possède une ou plusieurs mares pour abreuvoirs et pour lavoirs; quelques-unes d'entre elles sont de véritables foyers d'infection.

1 Vernois, *Traité d'hygiène publique, industrielle et administrative*, t. II, p. 145. Lavoirs des villages.

Leur construction est des plus primitives; chacun les connaît. Trop souvent les eaux ménagères, les purins des fumiers et des étables y affluent; l'eau acquiert alors une coloration brunâtre et une odeur caractéristique. Les plantes aquatiques et les animalcules ordinaires aux eaux stagnantes y sont rares. Les émanations en sont essentiellement ammoniacales, et dans les préjugés du pays elles ne sont pas regardées comme nuisibles. Leur utilité, en agriculture, est d'un autre côté fort méconnue.

D'autres fois, ces mares sont uniquement alimentées par des eaux de pluies, et ont un fond argileux. Les eaux ont une teinte variable, selon les effets de l'insolation et de la température, tantôt elles sont verdâtres, tantôt jaunâtres. Les plantes aquatiques y croissent en grande abondance. Lorsqu'on agite ces eaux, il s'en dégage des gaz dont l'odeur se rapproche de celle produite par le gaz sulfhydrique. Les émanations qu'elles produisent sont insalubres, et souvent leurs effets spéciaux dominent la constitution médicale du pays à certaines époques de l'année.

Il existe encore d'autres pièces d'eaux, mares ou viviers, plus ou moins considérables, situés sur un sol sablonneux. La coloration des eaux est presque nulle et ne varie que fort peu pendant le printemps et l'été. La surface n'est jamais recouverte de plantes aquatiques; et les rives sont bien entretenues. Leur salubrité est réelle; on doit regretter leur rareté dans tout l'arrondissement.

Il est extrêmement intéressant, dans la médecine des campagnes, de bien connaître l'entourage des bourgs, des villages et des habitations isolées. Non-seulement le médecin rencontre dans cette étude la cause des maladies endémo-épidémiques qu'il a à combattre, mais encore il y trouvé toutes les indications d'une prophylaxie efficace et d'une bonne hygiène des campagnes. C'est pour cette raison que l'on ne saurait trop insister sur la description minutieuse des *localités* et principalement sur l'étude des eaux qui les entourent.

Nous avons examiné une grande quantité d'eaux stagnantes des mares les plus suspectes de l'arrondissement. Ces eaux, de couleurs variées, étaient très rarement limpides, le plus souvent troubles, sales, et contenaient des flocons qui se développaient par l'agitation. Leur odeur était sensiblement vaseuse, quelquefois se rapprochant de celle produite par des substances végétales en décomposition. Elles contenaient des traces sensibles de chlorures, et ramenaient au bleu le papier rougi de tournesol.

Les résidus, toujours très abondants, s'élevaient depuis 0gr300 jusqu'à 2 grammes par litre.

Renfermées dans des vases et conservées dans les laboratoires, ces eaux nous ont donné des quantités souvent énormes d'ammoniaque; elles contiennent donc une grande quantité de matière animale dont la plus grande partie se sépare sous forme de flocons, pendant son séjour dans les bouteilles.

L'air qui entoure les mares et les eaux croupissantes de l'arrondissement de Château-Gontier, a perdu de sa pureté et devient insalubre par la réaction des matières organiques sur les sulfates si communs dans les terrains de notre pays, et qui donnent naissance à des produits délétères, parmi lesquels il est facile de signaler la présence du gaz acide sulfhydrique. Cette réaction s'établit toutes les fois que les terrains contiennent des sulfates, des matières organiques, de l'eau, et que la température s'est élevée. On peut toujours observer ces effets pendant les chaleurs, quand les mares tarissent et lorsque les pluies viennent à humecter les vases desséchées.

Lorsque cette réaction a lieu, il se forme en même temps divers gaz, parmi lesquels se trouve de l'acide sulfhydrique, et enfin *des miasmes*. Entraînés ensemble par la vapeur d'eau, ils peuvent exercer leurs effets sur une certaine étendue. Les vents les répandent au loin, à des distances variées, selon la configuration des terrains et leur altitude; car on sait qu'un coteau, que des bois ou des forêts, ou un simple rideau de peupliers, peuvent arrêter leur développement.

L'action de ces eaux doit être assimilée aux effets d'une *intoxication spéciale*, dont l'intermittence, l'état fébrile ou pyrétique ne sont pas toujours les phénomènes les plus constants.

Les effets des eaux stagnantes ne sauraient être limités à la fièvre intermittente proprement dite; il ne faut pas oublier que la rémittence et la subcontinuité sont considérées comme une aggravation accidentelle du type primitif et universel qui est l'intermittence.

Cette manière d'envisager les effets des eaux stagnantes, a faussé souvent la pratique médicale des pays marécageux, et consolide l'erreur par le langage traditionnel de la science. [1] Il convient de faire entrer dans un seul groupe nosologique toutes les maladies engendrées par les marais, quels que soient d'ailleurs leur type et leur forme; ainsi se trouveront rapprochées, pour leur traitement comme elles le sont pour leur origine, les fièvres intermittentes,

1 Michel Levy, *Traité d'hygiène*. T. I, p. 453.

rémittentes, subintrantes, larvées, pernicieuses, certaines fièvres continues..... Sans oublier, toutefois, que l'on rencontre des fièvres continues de leur nature, intermittentes par accidents, et qui procèdent d'une *étiologie mixte.* (Levy.)

Torti rappelle fréquemment le passage de l'intermittence, non-seulement au type rémittent, mais à la continuité. Monro, [1] J. Clarck, [2] Fournier, Bégin, Bailly, [3] Roux, [4] Montfalcon, Chervin et Rufz, [5] etc., etc., ont partagé cette opinion.

On ne doit donc pas s'étonner si dans notre arrondissement les fièvres intermittentes, jadis si fréquentes et si opiniâtres, sont devenues plus rares et se sont transformées en fièvres pseudo-continues, sous l'influence bien réelle des progrès hygiéniques introduits dans les bourgs et dans les campagnes. Mais qu'on ne se hâte pas de croire à une amélioration bien considérable dans la pathogénie, il n'y a eu jusqu'ici que des modifications plus ou moins légères.

La nature et la configuration de notre sol, son peu d'altitude, la grande quantité d'eaux stagnantes et les variations souvent si brusques de la température, exerceront toujours des influences morbides, dont l'intoxication paludéenne est le principe et qui seront à chaque instant traversées par des accidents d'intermittence.

Chaque jour dans la pratique nous observons ces complications qui nous forcent à employer promptement la

1 Monro, *Médecine d'Armée.* Paris, 1769, t. II, p. 320.

2 Clarck, *Observ. médical.* London, 1773.

3 Bailly, *Traité anatomo-pathologique des fièvres intermittentes, simples et pernicieuses.* Paris, 1825.

4 Roux, *Histoire médicale de l'Armée française en Morée.* 1829.

5 Chervin, Rufz, *Bulletin de l'Académie royale de médecine.* Paris, 1842, t. VII.

médication spécifique, et cela dans le cours de la plupart des maladies, soit aiguës, soit chroniques.

L'intermittence domine donc la pathologie de l'arrondissement; on ne doit pas l'oublier et se tenir constamment en garde contre les formes protéïques, parfois très graves, qu'elle revêt principalement chez les habitants des campagnes.

Ceux-ci, transportés loin du foyer délétère où ils ont été infestés, conservent pendant longtemps encore la disposition aux accès fébriles; c'est ce que tous les médecins ont observé.

Tout en constatant ces faits nous ne saurions encore en donner une explication théorique satisfaisante; nous ne saurions affirmer que les effluves marécageuses de nos contrées agissent sur l'économie par le gaz qu'elles renferment ou par les émanations provenant de la végétation spéciale qui s'y développe. On sait que pour Savi, [1] Monfalcon, Motard et M. Boudin, cette question est résolue affirmativement. Suivant M. Boudin, la stagnation de l'eau et la matière végétale décomposée ne produisent le miasme que d'une manière médiate, en favorisant le développement d'une végétation spéciale, dont les émanations seraient les causes directes et réelles de l'intoxication des pays marécageux. C'est à la diversité de cette végétation, dans les différentes parties du monde, qu'il est disposé à rapporter la diversité des manifestations pathologiques. Il s'appuie sur l'opinion populaire qui attribue à la flouve (*anthoxatum odoratum*), plante très commune dans la Basse-Bresse, la production des fièvres intermittentes; cette

1 Savi, *Recherches physiques et chimiques sur le Chara*. 1832.

plante fleurit pour la seconde fois au commencement de l'automne, et répand alors une odeur très infecte ; quelques algues, dit encore M. Boudin, notamment le *chara vulgaris*, sembleraient douées de la propriété fébrifère ; même observation quant au *rhizophore* et au *calamus*.

M. Michel Levy, tout en rejetant l'opinion de M. Boudin, relativement à la flouve, reconnaît avec tout le monde qu'il existe des principes toxiques tout formés, dans un certain nombre de végétaux palustres, comme dans les renoncules, les ombellifères, les champignons, etc..... Enfin, ce qui achève de renverser l'hypothèse de M. Boudin, c'est la propriété qu'ont certains terrains desséchés de produire, sous l'action des eaux pluviales, des émanations fébrifères.

A quoi donc attribuer la cause prochaine de l'action délétère des marais ? Quelle est la cause matérielle qui rend l'influence pernicieuse des marécages hors de doute, et pourquoi, avec des degrés plus ou moins grands et des différences dans l'intensité des effets, est-elle la même dans tous les pays et n'a pas varié depuis les premiers documents que nous fournit l'histoire ? [1]

Ce ne peut être seulement le gaz que l'on recueille sur les marais ; car, quand il est préparé artificiellement, il peut être respiré souvent dans des proportions considérables et pendant un temps fort long ; rarement il détermine des accidents, lesquels n'ont rien de commun avec les fièvres des marais (Orfila, *Loc. cit.*). Mais cette innocuité ne prouve rien, car le gaz artificiel, préparé dans les laboratoires, n'est pas identique au véritable gaz des marais qui ne se produit pas isolément ; sa formation semble liée

1 Orfila et Parent-Duchâtelet, *Annales d'hygiène*. 1834, t. XI.

à la cause même de leur insalubrité; avec lui se dégagent des *émanations* organiques qu'il entraîne, comme elles sont entraînées par la vapeur d'eau qui se forme simultanément à la surface des marais.

Nous sommes loin d'admettre les explications données jadis par les anciens, notamment par Vitruve, Varron et Lancisi, qui attribuaient la production des fièvres au développement d'insectes et d'animalcules invisibles; cependant, de nos jours, on cherche à revenir à ces théories, au développement d'une *fermentation spéciale*, et enfin on a essayé de prouver, par des études microscopiques, que l'agent producteur des affections paludéennes était dû à la présence constante de sporules d'une plante cryptogame, suspendues dans l'atmosphère humide des régions palustres, où les fièvres intermittentes et rémittentes sont endémiques. [1]

1 M. le professeur Salisbury (des États-Unis), auteur de cette découverte, procède ainsi pour prouver par expérience cette opinion :

« Il suspend, pendant la nuit, des plats de verre, à une hauteur d'un mètre environ de la surface des eaux marécageuses et stagnantes. Le matin, le dessous du vase était invariablement recouvert de gouttes d'eau, contenant les mêmes corps microscopiques constatés ensuite dans l'expectoration des malades; tandis que le dessus ne contenait que des cellules spéciales, qu'il considère comme la cause de l'intermittence. C'est une petite cellule, oblongue, type algoïde, ressemblant beaucoup aux cellules palmellées, ayant un nucléus distinct, entouré d'une paroi cellulaire, avec un large espace transparent entre l'enveloppe et le noyau.

« Des expériences, répétées en divers lieux, donnèrent constamment les mêmes résultats. Et comme preuve que c'est bien là le *fons* et *origo mali*, M. Salisbury a rencontré ces cellules dans l'expectoration d'un grand nombre de fébricitants et de personnes exposées, le soir, la nuit et le matin, aux effluves paludéennes. Leur sécrétion salivaire contenait des cellules microscopiques et d'autres corps; mais les cellules en question étaient les seules qui s'y trouvaient constamment. Après avoir exposé le résultat concluant d'épreuves cliniques, l'auteur termine en conseillant de prévenir les effets délétères en arrosant les terrains marécageux avec une solution de chaux caustique. »

(Am. Journ. of médic. Sciences. 1868.)

Sans être partisan de cette pathologie animée, dans laquelle on fait jouer un si grand rôle au zimotisme (ζύμωσις, *fermentation*), nous ne pouvons nous empêcher de diriger nos regards vers les découvertes modernes qui peut-être nous donneront un jour des explications plus satisfaisantes de la cause première des affections qui nous entourent.

Après avoir signalé la fréquence des fièvres intermittentes, dans les campagnes marécageuses de l'arrondissement, nous devons parler des autres maladies que l'on est en droit de rapporter par induction à des causes analogues.

Ces maladies sont chroniques ou aiguës : les premières agissent lentement sur l'économie, y impriment peu à peu un cachet spécial, développent démesurément le système lymphatique et favorisent principalement la production des affections scrofuleuses et tuberculeuses ; les secondes, d'une marche plus rapide éclatent après une incubation plus ou moins longue, quelquefois de très peu de durée, et apparaissent sous les noms de fièvre typhoïde, de dyssenterie, de scarlatine, de rougeole, de variole, de diphtérie, de coqueluche, etc.

Les affections du système lymphatique, les diathèses scrofuleuse, tuberculeuse et rachitique, sont assez communes dans l'arrondissement pour attirer l'attention des conseils de révision sur la fréquence de ces causes d'exonération du service militaire. (V. *Topographie médicale*. Statistique de l'arrondissement. *Loc. cit.*)

L'influence de la nature du sol et des eaux stagnantes est de toute évidence sur le développement de ces maladies chroniques, et nous pouvons citer encore des bourgs, des villages et un grand nombre de fermes, situés dans des conditions hygiéniques déplorables, où elles font constamment de nombreuses victimes.

La phthisie pulmonaire est extrêmement fréquente parmi la population des campagnes, nous devons constater ce fait qui est en opposition avec les idées que l'on a émises relativement à l'antagonisme qui existerait entre les fièvres intermittentes et la phthisie, de telle sorte que celle-ci serait rare dans les pays marécageux.

D'après une doctrine nouvelle, qui fait aujourd'hui grand bruit dans les centres académiques, la phthisie, que l'on désigne sous le nom de *tuberculose*, serait une maladie *spécifique*, jouissant au suprême degré des attributs de la spécificité, inoculable comme la morve et comme la syphilis, contagieuse très probablement et infectieuse comme les maladies zymotiques, fièvre typhoïde, variole, rougeole, etc. La cause de la phthisie en jugerait la nature. Cette cause serait un germe, microzoaire ou microphyte, absolument étranger à l'organisme, mais susceptible de pulluler dans celui-ci à la faveur de certaines infractions aux lois de l'hygiène publique. L'histoire de la phthisie ne serait qu'un intéressant chapitre de la pathologie animée, un cas particulier de panspermie. [1]

Rien n'est moins prouvé encore que cette doctrine, mais il faut avouer qu'elle est au moins très séduisante, et nous croyons devoir indiquer le rapprochement, bizarre au premier abord, que l'on cherche à faire entre la tuber-

1 *Gazette Médicale*. 1868. *Analogies éthiologiques*, Dr Arnoult.
Villemin, *Études sur la tuberculose*. 1868.

culose et la fièvre typhoïde, entre deux affections si communes et si redoutables dans nos localités.

Si nous ne pouvons encore démontrer que la tuberculose soit une affection zymotique à périodes lentement tracées, toujours ascendantes, ainsi que nous l'observons constamment autour de nous, nous ne pouvons admettre que l'étiologie de la phthisie puisse se dégager entièrement de l'idée de fermentation morbide, non plus que la tuberculose soit une affection que l'homme puisse produire de toutes pièces à l'aide de causes essentiellement morales et sans le concours de circonstances ambiantes.

Cette nouvelle doctrine vient donc s'accorder avec les faits, c'est-à-dire avec la fréquence des fièvres typhoïdes et intermittentes se développant en même temps que la phthisie, et elle aide à renverser cette loi d'antagonisme dont M. Boudin est le promoteur.

Cet éminent médecin a cherché à démontrer, [1] dans un travail très important, la rareté de la phthisie dans les localités marécageuses. Il a réuni des documents nombreux en faveur de son opinion et en a déduit les corollaires suivants :

1° Les localités dans lesquelles la cause productrice des fièvres intermittentes endémiques imprime à l'homme une modification profonde, se distinguent par la rareté relative de la fièvre typhoïde et de la phthisie pulmonaire; 2° les localités dans lesquelles la fièvre typhoïde et la phthisie pulmonaire sont fortement dessinées, se font remarquer par la rareté et le peu de gravité des fièvres intermittentes *contractées* sur place; 3° le desséchement d'un sol maréca-

1 *Annales d'hygiène*. T. XXXIII.

geux ou sa conversion en étang, en produisant la disparition ou la diminution des maladies paludéennes, semble disposer l'organisme à une pathologie nouvelle, dans laquelle la phthisie et, suivant la position géographique du lieu, la fièvre typhoïde se font particulièrement remarquer; 4° après avoir séjourné dans un pays à caractère marécageux prononcé, l'homme présente contre la fièvre typhoïde une immunité dont le degré et la durée sont en raison directe et composée : I° de la durée du séjour antérieur; II° de l'intensité d'expression à laquelle atteignent les fièvres de marais considérées sous le double rapport de la forme et du type, ce qui signifie que le séjour dans un pays à fièvres intermittentes et rémittentes, comme le sont certains points du littoral de l'Algérie, est plus préservateur contre les maladies dont il s'agit que ne le serait, par exemple, le séjour à l'embouchure fangeuse de la Bièvre à Paris; 5° les conditions de latitude et de longitude géographique et d'élévation, qui posent une limite à la manifestation des fièvres des marais, établissent également une limite à l'influence médicatrice de l'élément marécageux; 6° enfin certaines conditions de race et peut-être de sexe, en diminuant l'impressionnabilité de l'organisme pour les fièvres de marais, amoindrissent en même temps l'efficacité médicatrice de cette cause.

Nous avons cru devoir exposer un peu longuement les idées de M. Boudin, que beaucoup de personnes ont mal comprises. Ces idées sont à présent à l'ordre du jour et leur solution intéresse au plus haut degré l'hygiène publique. Il est utile que les médecins, qui sont placés pour résoudre le problème posé par M. Boudin, recueillent les matériaux nécessaires pour fixer la science et la pratique.

Nous pouvons donc affirmer que, dans la région que nous étudions depuis longtemps, nul antagonisme n'existe entre la phthisie, la fièvre intermittente et la fièvre typhoïde.

Loin de là, nous pensons que ces maladies paraissent avoir une origine commune, mais non semblable.

Les lois établies par M. Boudin n'en sont pas moins générales, et les objections que nous opposons ici n'en sont que des exceptions. Celles-ci cependant sont assez nombreuses, et pour n'en citer qu'une seule, nous rappellerons qu'à la Martinique, où il y a beaucoup de fièvres intermittentes, M. le docteur Rufz a trouvé beaucoup de phthisiques.

Tant qu'à la fièvre typhoïde, c'est une affection endémique dans notre pays, et qui parfois devient épidémique et contagieuse. Elle est, pour nous du moins, le résultat d'une infection générale, produite par l'absorption des émanations miasmatiques et par l'ingestion de substances semblables à celles des miasmes, et tenues en suspension dans les eaux potables.

Les principaux phénomènes que l'on observe dans cette affection peuvent être rapprochés de ceux produits par l'asphyxie, plus ou moins complète produite par un gaz délétère, comme, par exemple, celle occasionnée par les vapeurs du plomb, de l'hydro-sulfate d'ammoniaque, le gaz hydrogène phosphoré, sulfuré, l'acide sulfureux.

En général, la plupart des agents qui produisent l'asphyxie n'ont-ils pas la plus grande analogie avec ceux que tous les auteurs ont mentionnés comme cause de la fièvre typhoïde? Parmi celles-ci, les exhalaisons putrides tiennent le premier rang et forment le lien d'union.[1] Lorsque l'asphyxie n'est pas suivie d'une mort prompte, il se produit comme dans les fièvres typhoïdes des symptômes qui se rapportent au *spasme*, à celui surtout des mouvements volontaires, tels que mouvements convulsifs et soubresauts dans les tendons, ou à une torpeur analogue aux affections soporeuses.

La contractilité des organes musculaires de l'appareil digestif et de l'appareil locomoteur est considérablement affaibli; il y a stupeur et suspension plus ou moins complète des fonctions cérébrales, et lorsque le malade revient à la santé, souvent les forces ne se recouvrent qu'avec peine, et s'il succombe c'est comme au déclin des fièvres typhoïdes.

Desbois de Rochefort, Bichat, Nysten, Hallé, citent de nombreux exemples d'asphyxies causés par des gaz méphytiques qui se terminent par un état typhoïde plus ou moins grave.

Les émanations marécageuses de nos campagnes doivent être regardées comme les principales causes de nos fièvres typhoïdes. Les observations à cet égard sont journalières, et chacun peut se convaincre que cette terrible affection

1 En 1714, lors de la dernière éruption volcanique du lac de Taal, aux îles Philippines, l'eau de ce lac bouillonnant se soulevait, se répandait sur les terres. Des poissons, tels que le caïman, le tiboron et les thons que le flot apportait sur la plage étaient totalement cuits. L'air fut bientôt corrompu par ces émanations pestilentielles qui se dégageaient de cette masse en putréfaction. On eut à déplorer la perte de plusieurs habitants qui furent asphyxiés, l'on souffrit pendant plus de six mois des exhalaisons fétides, des gaz nitro-sulfureux dont l'air était imprégné; ce qui ajoute encore à ces malheurs, c'est qu'après ce terrible événement, la *peste* et *des fièvres putrides malignes* sévirent avec tant de force que la population qui était de 18,000 familles fut réduite à 9,000.

(J. Itier, *Voyage en Chine*. T. II.)

est bien le résultat d'une infection générale, due à une absorption des plus complètes par toutes les voies susceptibles d'absorber l'air et les gaz délétères qui se sont mélangés; ainsi par la peau, les poumons et le tube digestif.

M. Worms, on se le rappelle, a admis comme mode d'introduction le mélange de l'air, du miasme avec la salive, et pénétrant par ingestion dans le tube digestif; il a ainsi régénéré une doctrine ancienne de l'infection.

L'infection ainsi admise de la fièvre typhoïde, il est facile de comprendre qu'elle est le plus souvent contagieuse; car l'infection n'est qu'un moyen de la contagion. C'est ce qu'on observe communément dans tout notre arrondissement.

M. le docteur de Montozon, médecin des épidémies, depuis de longues années, a, dans toutes ses relations, admis la contagion de la fièvre typhoïde.

Lorsqu'elle est épidémique, cette affection se manifeste plus particulièrement dans les mois de septembre et d'octobre, et sa marche, ordinairement lente, peut-être facilement suivie pendant plusieurs mois. Parfois elle se confine dans les lieux où elle a pris naissance, en contaminant plusieurs personnes de la même localité, tantôt elle s'étend au loin en ne sévissant que sur des malades isolés.

Chaque année, dans tous les cantons de l'arrondissement, on peut signaler une ou deux communes qui paient un tribut à cette fièvre infectieuse, qui d'ailleurs ne fait plus actuellement de ravages en rapport avec sa fréquence.

En rattachant l'étiologie de la fièvre typhoïde aux émanations qui se dégagent à la surface des eaux stagnantes qui recouvrent nos terrains, nous partageons l'opinion déjà émise par plusieurs médecins éminents, qui admettent l'influence tellurique comme une des causes principales des endémo-épidémies de fièvres typhoïdes.

MM. Magne et Guipon ont démontré récemment, en effet, que plus un terrain est chargé de couches alluviennes plus ce terrain est favorable au développement de cette maladie. [1]

Le choléra, dont la nature paludéenne n'est plus niée par personne, [2] ne s'est montré que sur quelques points de l'arrondissement, dans les communes de Gennes et de Bouère, où il a fait quelques victimes en 1849. L'un de ces bourgs, est situé dans des conditions hygiéniques les plus mauvaises, et contient beaucoup de marécages : nous ne pouvons que constater cette coïncidence, sans pouvoir expliquer l'immunité qui a existé sur les autres bourgs et villages de l'arrondissement, dont la situation n'est pas meilleure.

La prophylaxie des maladies réside dans leur étiologie : c'est donc à l'hygiène du pays, à l'hygiène des bourgs et des campagnes qu'il faut demander les principaux moyens de prévenir et d'arrêter le développement de ces endémies et de ces épidémies.

Pour cela, il faut que les administrations s'efforcent d'exercer une police vigilante sur l'entretien des pièces d'eau qui servent aux usages publics, soit comme abreuvoirs, soit comme lavoirs, et achèvent de détruire les marécages qui infectent les bourgs et les villages.

Il faut qu'elles enseignent aux habitants des campagnes

1 *Comptes-rendus de l'Académie de Médecine*. 28 avril 1868.

2 Marchal, de Calvi, *des Épidémies*, p. 167. 1852. Paris.

que la salubrité de leurs demeures dépend, non-seulement de leur mode de construction, mais encore de leur situation et de la propreté de leur entourage ; et qu'ils doivent enlever avec soin les eaux ménagères, les purins et les boues qui les empoisonnent journellement.

Enfin, il faut demander à l'agriculture, dont les progrès sont incessants, la destruction des marais et la disparition de ces petits étangs qui ne servent nullement à l'alimentation et ne peuvent que porter préjudice à la santé publique.

CHAPITRE V.

Eaux potables de l'arrondissement.

§ 1er. — EAUX POTABLES ET EAUX PUBLIQUES DE LA VILLE DE CHATEAU-GONTIER.

Les eaux potables sont fournies à la ville de Château-Gontier, dont la population est de plus de 7,000 âmes, par environ quatorze pompes publiques, entretenues aux frais de l'administration. Les puits particuliers suppléent très imparfaitement à leur insuffisance, car la plupart d'entre eux tarissent pendant les sécheresses de l'été, et alors il existe une extrême pénurie d'eau parmi les habitants.

La partie occidentale de la ville occupe un coteau assez escarpé sur la rive droite de la Mayenne ; les puits qui y sont creusés ont une très grande profondeur qui atteint quelquefois 35 à 40 mètres. Ils traversent, dans la majeure partie de la ville, un rocher schisteux, tantôt micacé, tantôt maclifère, tantôt argileux, et, sur le versant méridional, des grès et des sables tertiaires, à grains plus ou moins volumineux, réunis par un ciment ferrugineux et siliceux.

Les puits de la partie orientale, qui compose le faubourg, sont infiniment moins profonds et sont creusés dans des terrains composés d'alluvion et de sables plus ou moins argileux.

Les eaux, fournies par les puits de la ville, renferment une quantité considérable de sels fixes, la plupart sont altérées par diverses infiltrations, principalement dans l'intérieur de la ville. Celles du faubourg sont moins chargées de substances salines, mais n'en sont pas moins corrompues par des substances organiques.

Presque toutes sont limpides et fraîches au moment du puisage; mais elles ne sauraient être conservées, pendant quelques heures, sans perdre ces qualités et sans contracter une saveur doucereuse et parfois nauséabonde.

Voici l'examen hydrotimétrique des eaux des pompes publiques de la ville et du faubourg, ainsi que de quelques puits particuliers et de divers établissements publics. Cet examen suffira pour donner une idée de la qualité des eaux potables de la ville :

	Titre hydrotimétrique.	Acide sulfurique.	Chlore.
1. Pompe de la Mairie............	Tit. 60°	0gr 100	0gr 100
2. Pompe de la place du Pilori....	» 60°	0. 100	0. 100
3. Pompe de l'École Mutuelle.....	» 60°	0. 100	Beaucoup.
4. Pompe de la rue Cottelière....	» 66°	0. 100	0. 100
5. Puits de la rue du Sable........	» 62°	0. 050	0. 050
6. Pompe du haut de la rue d'Olivet	» 42°	0. 050	0. 100
7. Pompe du bas de la rue d'Olivet.	» 118°	0. 050	Énormément.
8. Pompe du Pont-d'Olivet.......	» 47°	0. 100	0. 100

	Titre hydrotimétrique.	Acide sulfurique.	Chlore.
9. Pompe de la rue de l'Aubépin..	Tit. 86°	0gr 050	0gr 100
10. Pompe de la rue des Vignes....	» 41°	0. 100	0. 100
11. Pompe de la rue des Juifs......	» 63°	0. 050	0. 100
12. Pompe de la prom. des Platanes.	» 57°	0. 100	0. 050
13. Pompe de la rue de Tréhut.....	» 52°	0. 100	Énormément.
14. Pompe de la route de Bazouges.	» 47°	0. 100	0. 060
15. Pompe de la Prison...........	» 46°	0. 050	0. 050
16. Pompe de la rue Bruchemotte..	» 58°	0. 100	0. 100
17. Pompe de la rue de la Harelle..	» 56°	0. 100	0. 200
18. Pompe de la Brasserie.........	» 48°	0. 050	0. 150

Analyse de l'eau du puits de la Brasserie (profondeur 120 pieds.)

Acide carbonique libre, 32 centimètres cubes.

Carbonate de chaux........	0gr226
Sulfate de chaux............	0. 084
Chlorure de chaux..........	0. 045
Chlorure de magnésium.....	0. 085
	0gr440

Pour un litre : Résidu. (MM. Robinet et Mahier.)

19. Pompe de la Grand'Rue.......	Tit. 64°	0gr 050	Énormément.
20. Puits particulier. (Grand'Rue)..	» 94°	0. 100	Id.
21. Pompe de la rue Saint-Denys ..	» 50°	0. 100	0gr 060
22. Pompe du Martrais............	» 48°	0. 050	0. 050
23. Pompe particul. rue Craonnaise.	» 52°	0. 100	0. 060
24. Puits de la rue des Pintiers....	» 96°	0. 100	Énormément.
Pompes et puits de l'hospice Saint-Joseph.			
25. Pompe de la cour.............	» 54°	0. 100	0. 050
26. Pompe du jardin..............	» 50°	0. 100	0. 100
27. Pompe du jardin du cloître.....	» 58°	0. 100	0. 050
28. Pompe du cloître.............	» 118°	0. 050	0. 200

	Titre hydrotimétrique.	Acide sulfurique	Chlore.
EAUX DU FAUBOURG.			
29. Pompe du Collége	Tit. 52°	0gr 030	0gr 060

ANALYSE POUR UN LITRE :

Acide carbonique libre : 10 centimètres cubes.

Carbonate de chaux	0gr072
Sulfate de chaux	0. 168
Chlorure de calcium	0. 228
Chlorure de magnésium	0. 072
Sulfate de magnésium	0. 046
	0gr586 (M. Robinet.)

	Titre hydrotimétrique.	Acide sulfurique	Chlore.
30. Puits du Collége	Tit. 30°	0gr 020	0gr 100

ANALYSE POUR UN LITRE :

Acide carbonique libre, 10 centimètres cubes.

Carbonate de chaux	0gr031
Sulfate de chaux	0. 042
Chlorure de calcium	0. 148
Chlorure de magnésium	0. 081
	0gr302 (M. Robinet.)

	Titre hydrotimétrique.	Acide sulfurique	Chlore.
Hôpital Saint-Julien.			
31. Pompe de la communauté	Tit. 50°	0gr 100	0gr 200
32. Pompe de la Pharmacie (communauté).	» 51°	0. 100	0. 150
33. Pompe du jardin	» 47°	0. 050	0. 060
34. Pompe du parterre	» 32°	0. 050	0. 100
35. Pompe de la cuisine de l'hôpital. (communauté).	» 50°	0. 040	0. 060
36. Pompe du jardin de l'hôpital	» 58°	0. 050	0. 100
Eaux potables des Ursulines.			
37. Pompe n° 1	» 32°	0. 020	0. 060
38. — n° 2	» 54°	0. 100	0. 150
39. — n° 3	» 29°	0. 030	0. 050
40. — n° 4	» 21°	0. 030	0. 050
41. — n° 5	» 34°	0. 020	0. 100
42. Source des Aulnays	» 18°	0. 000	0. 050

L'analyse des eaux des pompes publiques de la ville a donné, en 1865, les résultats suivants :

POUR UN LITRE :

Sulfate de chaux		0gr162
Carbonates de chaux	}	0. 147
— de magnésie	}	
Chlorure de calcium	}	0. 409
— de sodium	}	
Azotates de chaux	}	0. 618
de potasse	}	
de soude	}	
de magnésie	}	
		1gr336 (MM. Mahier.)

L'eau des puits situés à l'ouest et au midi de la ville contient en outre une certaine quantité de carbonate et de bicarbonate de fer.

Les résidus, fournis par l'évaporation des eaux de puits ou pompes de la ville et du faubourg, varient de 0gr615 à 2gr121 !

Les expériences et analyses ont été faites pendant les années 1865 et 1866, à diverses époques ; nous ne donnons ici que les résultats de ces travaux.

Il résulte des analyses que nous rapportons ici, que presque toutes les eaux de Château-Gontier, laissent beaucoup à désirer au point de vue hygiénique, non-seulement en raison de la grande quantité des principes minéralisateurs qu'elles contiennent, mais encore en raison de la plus ou moins grande quantité de matières organiques en voie de formation qu'on y rencontre et de tous les produits de ces formations, c'est-à-dire de l'ammoniaque, des nitrates, etc., etc.

La plus grande partie des puits sont exposés aux infiltrations des ruisseaux, des égouts, des puisards et des fosses d'aisances. Dans le centre de la ville et dans quelques rues du faubourg, il existe encore de nombreuses habitations où les puits et les latrines ne sont séparés que par un espace très restreint et par quelques vieux murs salpêtrés.

Dures et séléniteuses, toutes les eaux de puits sont impropres aux usages domestiques; les légumes y cuisent mal, le savon ne s'y dissout pas. Elles sont peu digestibles et exercent sur l'économie divers effets que nous examinerons ailleurs.

Il a été impossible jusqu'ici, avec la petite quantité d'eau que peuvent fournir les puits et les pompes publiques, de satisfaire aux exigences d'un bon service d'arrosage, de nettoyage des rues et des égouts, dont les émanations méphytiques sont si préjudiciables à la santé publique.

La ville de Château-Gontier ne possédait donc pas ce que l'on est convenu d'appeler des *eaux publiques*.

Tout récemment, l'administration municipale, appelée à donner son avis sur un projet de distribution d'eau, exécuté par une compagnie, a décidé que la prise d'eau serait faite dans la Mayenne.

Nous ne pouvons approuver un tel choix qui ne saurait, ainsi que nous l'avons exposé plus haut, remplir le but que l'on se propose.

En effet, l'eau destinée à alimenter une ville, c'est-à-dire qui doit servir à la fois aux usages domestiques et aux usages publics doit être limpide, incolore, inodore, aérée et d'une saveur fraîche et pénétrante. La Mayenne est loin d'avoir ces qualités.

Depuis Hippocrate, tous les hygiénistes ont assigné ces

caractères à l'eau potable, et la science moderne n'a fait que confirmer l'expérience de tous les siècles. Aujourd'hui, comme il y a deux mille ans, nous voulons que l'eau soit fraîche et limpide, et les populations les plus pauvres la repoussent lorsqu'elle est trouble et chaude, en été. L'hygiène considère également comme insalubres les eaux qui sont *odorantes* ou qui ont *une saveur désagréable.* Cette règle ne présente aucune exception.

Il n'existe que deux moyens de clarifier les eaux qui ne sont pas limpides : le repos et la filtration. Le repos est un moyen insuffisant, employé dans quelques villes, et qui exige des bassins d'une grande capacité ; on a constaté que dix jours de repos absolu ne suffisent pas pour rendre l'eau limpide, et si la température est suffisamment élevée, les matières organiques qui se déposent au fond des bassins, s'altèrent, de nombreux infusoires se développent et l'eau devient infecte.

Tant qu'à la filtration, on a imaginé un grand nombre de procédés, et c'est par millions, dit Arago, qu'il faudrait compter les sommes que l'on a employées, en Angleterre et en France, pour perfectionner les moyens connus. Ni les appareils de Chelsea, en Angleterre, ni ceux de MM. Fonvielle, Souchon, Nadault de Buffon, etc., n'ont permis de clarifier, rapidement et à bon marché, des masses considérables d'eau. Les filtres épurateurs ne peuvent réussir qu'autant qu'on a des moyens prompts et économiques de les nettoyer.

Lorsqu'on dispose de terrains sablonneux, on peut les utiliser pour faire des filtres naturels ; mais il est prouvé maintenant que ce système ne donne pas constamment de bons résultats.

Chaque ménage sera donc obligé d'avoir recours à des filtres artificiels dont l'usage n'est pas sans inconvénient.

M. Lefort a prouvé, dans un remarquable travail présenté à l'Académie, combien les eaux douces, filtrées et conservées dans les fontaines ménagères, avaient perdu de gaz acide carbonique, et cela quelle que soit la matière employée à la composition des filtres. [1]

L'eau de la Mayenne n'a pas une température constante, et on sait que les eaux potables doivent être tempérées en hiver et fraîches en été.

Optimæ sunt hyeme calidæ, fiunt æstate vero frigidæ.
(HIPPOCRATE.)

La température de l'eau est une condition hygiénique essentielle, et généralement on s'accorde à reconnaître qu'une eau est bonne, sous le rapport de la température, quand elle marque de + 10° à + 14° centigrades. Celle de la Mayenne oscille entre + 4° et + 24°; quelquefois l'écart est plus grand, comme dans les années 1867 et 1868, – 5° à + 26°.

Les eaux de rivières ne sauraient, pendant les chaleurs de l'été, fournir à une ville une eau de 12° à 14°. Et il est prouvé que le rafraîchissement de l'eau, destinée à l'alimentation d'une ville, présente encore plus de difficultés que le filtrage, et que, dans l'état actuel de l'industrie, nous ne possédons aucun moyen qui soit propre à rafraîchir des masses considérables d'eau.

Enfin, l'aération de l'eau de la Mayenne est insuffisante.

1 J. Lefort. *Expériences sur l'aération des Eaux*. 1864.

Sous cette expression d'eaux aérées, qui a prévalu dans le langage ordinaire, nous désignons, avec M. Lefort, les eaux qui renferment en dissolution une proportion convenable de principes gazeux qui constituent l'atmosphère, en comprenant non-seulement l'oxygène, l'azote, mais encore l'acide carbonique.

Tels sont les motifs qui nous font rejeter l'eau de la Mayenne et nous ont fait chercher ailleurs une eau dont les qualités se rapprochent le plus de celles que nous venons d'indiquer.

Cette eau est fournie par un grand nombre de sources, situées à 4 kilomètres, à l'ouest de la ville de Château-Gontier, sur le territoire de la commune de Bazouges. Leur altitude est, à leur émergence, de 96^{m} à 100^{m} au-dessus du niveau de la mer, c'est-à-dire à 25^{m} ou 30^{m} plus haut que le point le plus culminant de la ville de Château-Gontier, qui est de 70^{m} au-dessus du niveau de la mer, au lieu dit *les Capucins*.

L'eau de ces sources jaillit au travers des couches de grès et de sables, qui ont une étendue considérable. Sa composition est :

POUR UN LITRE :

Acide carbonique libre : 40 centimètres cubes.

Chlorure de magnésium	0^{gr}054
Chlorure de calcium	0. 011
Sulfate de chaux	traces.
Carbonates	0. 000

Son titre hydrotimétrique est de 12° ; elle est limpide à toutes les époques de l'année, et n'a pas besoin d'être filtrée; sa température ne varie guère au-delà de 12° à 15° centigrades.

Enfin, en captant avec soin toutes les sources, éparses sur une étendue de 4 à 5 kilomètres carrés, nous pensons, et cela, avec des personnes compétentes, que l'on pourrait diriger une quantité suffisante d'eau de bonne qualité pour satisfaire aux besoins de la ville de Château-Gontier, et que l'on a évaluée à 500 mètres cubes par 24 heures. Cette eau serait amenée, au moyen de conduits et de siphons, à la partie supérieure de la ville, ainsi que nous l'avons indiqué sur la carte hydrologique, et sans le secours des machines à vapeur, [1] qui vont servir à élever les eaux de la Mayenne. La longueur du trajet ne saurait être un obstacle ni une objection sérieuse, au point de vue de la qualité de l'eau et de sa température. Il existe des conduites d'eau bien plus longues, ainsi celle de la fontaine, dite du Rozoir, qui alimente Dijon. L'eau que l'on boit dans cette ville, a constamment, comme à la source, une température de 10° centigrades, bien qu'elle parcoure un aqueduc de 16 kilomètres. Enfin, l'eau *Felice*, qui prend sa source à

1 On a pris en dédain les travaux hydrauliques des peuples qui, ne connaissant pas la machine à vapeur, ont construit à grands frais des aqueducs fermés pour amener aux villes l'eau des sources ou des rivières. L'erreur et la barbarie ne sont-elles pas, au contraire, du côté de ceux des modernes qui regardent comme le dernier terme du progrès de faire monter chaque mètre cube d'eau par la combustion d'une certaine quantité de charbon, de soumettre l'alimentation d'une ville aux chances de dérangement de machines compliquées, et de livrer aux consommateurs une eau mêlée de matières étrangères, et qu'à cause de sa température élevée, on ne peut boire pendant six mois sans dégoût? La meilleure application du savoir et la perfection véritable ne sont-elles pas, au contraire, chez les Romains, auteurs de ces magnifiques aqueducs, fleuves suspendus d'eau pure et toujours fraîche, bienfait éternel que ne peut interrompre une roue qui se brise, ou un foyer qui s'éteint?

(Tardieu, *Dictionnaire d'hygiène public*, t. II, p. 28.)

environ 22 kilomètres de Rome, est amenée dans un aqueduc au sommet du Quirinal. Sa température est de 16°, quand le thermomètre marque à l'ombre + 28° centigrades.

Aucune question n'est assurément plus digne de fixer l'attention des commissions d'hygiène que l'étude des eaux publiques. L'eau, dit M. Poggiale, en commençant son remarquable rapport à l'Académie, [1] est tellement nécessaire pour nos besoins domestiques, elle joue un rôle si considérable dans l'industrie et dans l'alimentation de l'homme et des animaux, ses qualités hygiéniques ont une si grande influence sur la santé des populations, que cette question a toujours préoccupé les plus grands hygiénistes et le gouvernement des peuples civilisés.

---

§ II. — EAUX POTABLES DES BOURGS ET DES CAMPAGNES DE L'ARRONDISSEMENT.

Tous les habitants des bourgs et des campagnes ne se servent que d'eau de puits pour les usages domestiques. Les citernes sont inconnues.

Le puits est donc un élément essentiel des habitations.

D'après nos recherches, nous devons reconnaître qu'un bon puits, un puits donnant une bonne eau, potable, est presque partout une exception.

[1] *Bulletin de l'Académie de Médecine*, t. XXVIII, p. 90.

La situation de ces puits est ordinairement vicieuse, de telle sorte qu'ils deviennent le réceptable obligé des infiltrations locales dans un rayon plus ou moins étendu.

Pour compléter nos études topographiques sur l'arrondissement, nous nous sommes efforcé d'étudier les eaux d'un grand nombre de puits choisis dans les différents errains qui composent le territoire de chaque commune. Nous donnons ici le résultat de nos analyses faites sur des échantillons nombreux et puisés avec soin.

CANTON DE CHATEAU-GONTIER.

Azé (Commune d'). — Nature des terrains : phyllade, grauwacke, grès et sable.

Nombre de puits examinés : 11.

Titre hydrotimétrique moyen de ces puits : 42°. Acide sulfurique, 0gr 050; chlore, 0gr 040 à 0. 150.

Analyse de l'eau de quatre puits aux titres de 18°, 22°, 25° et 27° :

Acide carbonique libre : 15 c. c.

Carbonate de chaux	0gr094
Sulfate de chaux	0. 065
Chlorure de sodium	0. 138
Azotate de potasse	0. 047
Azotate et chlorure de chaux et magnésium	0. 043
Silice, fer, phosphate de chaux	0. 008
	0. 395

Pour un litre. (MM. Robinet et Mahier.)

Obs. — Quelques puits suspects dans le bourg aux titres de 52° et 48°. — Eau de puits de bonne qualité dans quelques parties des campagnes.

Bazouges. — Terrains : phyllades, sables, argiles.

Nombre de puits : 14.

Titres des puits du bourg, variant de 27° à 82°. Acide sulfurique, 0gr100 à 0. 120 ; chlore, 0gr120 à 0. 300.

Titres des puits des campagnes examinés : 8° à 12°. Terrains sablonneux. — Acide sulfurique, 0gr000. Chlore, 0gr030.

Analyse de l'eau de quatre puits, contenant de 0gr 020 d'acide sulfurique à 0. 100 et de 0gr100 de chlore à 0. 300 :

Carbonate de chaux	0gr118
Sulfate de chaux	0. 198
Chlorure de sodium	0. 442
Nitrate de potasse	0. 147
Nitrate et chlorure de chaux et de magnésium	0. 112
Silice, fer, phosphates	0. 006
	1. 223

Analyse d'un puits du bourg, n° 5 :

Acide carbonique : 7 c. c.

Carbonate de chaux	0gr082
Sulfate de chaux	0. 098
Chlorure de magnésium	0. 108
	0. 288

Eau de la fontaine dite de Saint-Martin (publique) : Titre. 27°.
(Acide sulfurique, 0gr 010 ; chlore, 0gr 120.)

Eaux de puits situés dans la partie sablonneuse des campagnes :

	Tit.	Acide sulf.	Chlore
Eaux de puits de Montgré	12°	0	0gr020
— des Landes	12°50	0	0. 030
— de la Tesserie	12°	0	0. 020
— des Aulnays	7°50	0	0. 005
— des Bozeilles	8°	0	0. 000
— de la Fromentinière	13°	0	0. 050

Analyse : Acide carbonique libre : 20 c. c.

Chlorure de magnésium	0gr072
Chlorure de calcium	0. 011
	0. 083

Saint-Fort. — Terrains : Phyllades, grauwacke schisteuse, sables et grès, argiles.

Huit puits : Titre moyen, 28°.

Deux puits du bourg : Titres, 31° et 50°. Acide sulfurique. 0gr030 à 0gr100
Chlore. . . . . 0. 050 à 0. 120

Six puits des campagnes, de 18° à 28°.

Pour un litre : Acide carbonique libre, 15 c. c.

Carbonate de chaux	0gr082
Sulfate de chaux	0. 041
Chlorure de magnésium	0. 081
	0. 204

Menil. — Terrains : Phyllades, grauwacke schisteuse, grès et sables.

Six puits du bourg : 36° à 56°. Acide sulfurique. 0gr080 à 0gr150
Chlore.......... 0. 100 à 0. 300

Six puits des campagnes : 16° à 22°.

Chemazé. — Terrains : Phyllades, grauwacke, grès et sables.

Quatorze puits examinés : Titres, 26° à 44°. Acide sulf. 0gr000 à 0gr100
Chlore... 0. 100 à 0. 200

Puits du pensionnat des Sœurs. Tit. 32°. Acide sulf. 0gr050. Chl. 0gr200
Puits public................ Tit. 16°. Aicde sulf. 0. 000. Chl. 0. 100

Analyse du puits du pensionnat :

Pour un litre : Acide carbonique libre, 16 c. c.

Carbonate de chaux	0gr092
Sulfate de chaux	0. 076
Chlorure de magnésium	0. 121
	0. 289

Molière. — Terrains : Phyllades, grauwacke, grès et sables.

Six puits : Titres, 31° à 46°.

Puits public, près de l'église : Titre, 34°.

Acide sulfurique........... 0gr050
Chlore..................... 0. 100

Bourg-Philippe. — Phyllades, grauwacke, grès et sables.

Puits du bourg : Titre, 78°.

Acide sulfurique........... 0gr100
Chlore..................... 0. 300

Sels fixes, 1gr060. — Azotates et phosphates.

Laigné. — Phyllade, schiste micacé, sables.

Eaux du bourg : Titre, 40°.

Puits public, puits des Ecoles : Acide sulfurique.... 0gr100
Chlore............. 0. 200

Six puits des campagnes : Titres, 27° à 38°.

Marigné-Peuton. — Phyllade, schistes micacés, grès et sables.

Pompe publique : Titre, 36°. Acide sulfurique...... 0gr050
Chlore.............. 0.100

Acide carbonique : 15 centimètres cubes.

Carbonate de chaux......... 0gr104
Sulfate de chaux........... 0.080
Chlorure de magnésium..... 0.112
0gr296

Deux puits particuliers : Titre, 40°. Acide sulfurique.... 0gr100
Chlore............. 0.150

Loigné. — Phyllade, schiste micacé, grauwacke, grès et sables.

Puits de l'Ecole et puits particuliers : Titre, 30°.

Puits des campagnes : Titres variables.

Puits de l'Énauderie : Titre, 7° 25. Acide sulfurique, traces.
Chlore................. 0gr030

Ampoigné. — Phyllade, grauwacke schisteuse, grès et sables tertiaires.

Puits du bourg et des maisons d'école : Titre, 38°.

Puits des campagnes : Titre : 27°.

Houssay. — Phyllade, diorite granitoïde et compacte, eurite.

Puits du bourg : Titres de 14° à 69°.

Puits de l'école des Sœurs :	Titre, 14°.	Acide sulf.,	0gr000	Chl.	0gr040
Puits B..................	—	69°.	—	0.050	—	0.150
Puits L..................	—	30°.	—	0.000	—	0.100
Puits P..................	—	39°.	—	0.100	—	0.200
Puits F..................	—	40°.	—	0.050	—	0.200

Analyses d'eaux de puits B. L. P. et F. mélangées :

Acide carbonique libre, 27.50 centimètres cubes.

Carbonate de chaux......... 0gr170
Sulfate de chaux........... 0.077
Chlorure de magnésium 0.103
0gr350

Puits des Sœurs : Chlorure de sodium 0gr138
Sulfate de chaux.......... 0.060
Carbonate de chaux....... 0.090
0gr288

Origné. — Phyllade, diorite granitoïde et compacte, eurite.

Puits public...... Titre, 21°. Acide sulfurique, 0gr000 Chlore, 0gr010
Puits particulier : Titre, 16°. — 0. 100 — 0. 200.

Saint-Sulpice. — Phyllade, eurite, diorite.

Un puits du bourg... Titre, 40°. Acide sulfurique, 0gr050 Chlore, 0gr300
Deux puits du bourg : Titre, 50°. — 0. 050 — 0. 020

Puits de la Rongère et de Neuville : Titre moyen, 28°.

Fromentières. — Phyllade, diorite granitoïde et compacte.

Puits de la maison d'école-mairie : Tit., 44°. Acide sulf. 0gr060 Chl. 0gr120
Trois puits particuliers, Titres, 40°, 50°, 48°, — 0. 050 — 0gr100

Puits du Bourgneuf : Titre, 30°.

Fontaine Saint-Jacques : Titre, 12°. Acide sulf. traces. Chl. 0gr100.

Saint-Germain-de-l'Hommel. — Phyllade, grauwacke, diorite granitoïde, diorite et mélaphire, eurite.

Puits du bourg : Titre : 40°. Acide sulfurique, 0gr100 Chlore, 0gr050

Puits des campagnes : Titre, 24° à 30°.

Saint-Gault. — Phyllade, schiste micacé, grauwacke, grès et sables.

Puits de l'école..... Titre, 13°. Acide sulfurique, 0gr000. Chlore, 0gr060
Puits du Presbytère : — 23°. — 0. 100. — 0. 050
Puits particuliers... — 28°. — 0. 050. — 0. 100

CANTON DE CRAON.

Craon. — Phyllade, grès et sables.

Pompes publiques (Mairie) : Titre, 45°. Acide sulf. 0gr050. Chl. 0gr100
— (faubourg St-Pierre) : Titre, 56°. Acide sulf. 0gr050
Chlore ... 0. 200
— (rue Roguier) : Titre, 58°.

Pompes particulières : Titre, 54°.

Eaux de huit puits de la ville de Craon. Titre moyen, 50°.

Acide carbonique libre, 5 centimètres cubes.

Carbonate de chaux	0gr272
Sulfate de chaux...........	0. 047
Chlorure de magnésium	0. 171
	0. 490

Athée. — Phyllade.

Puits du bourg : Titres : 16°, 20° et 24°.

La Boissière. — Phyllade, schiste ardoise, quartz grenu.

Puits public : Titre, 42°.

Bouchamps. — Phyllades, phyllade silicifère, quartz grenu.

Puits du bourg : Titre, 30°.

Chérancé. — Phyllade, est-sud-est; phyllade quartzifère, quartz grenu.

Puits du bourg : Titre, 34°.

Denazé. — Phyllade, grès et sables.

Puits du bourg : Titre, 28°. Acide sulfurique, 0gr000. Chlore, 0gr150

Livré. — Phyllade, pointes de diorite, grès et sables.

Puits des Sœurs :	Titre, 30°.	Acide sulfurique,	0gr050.	Chlore,	0gr060
Puits public.....	Titre, 37°.	—	0. 100.	—	0. 150

Saint-Martin-du-Limet. — Phyllade, schiste ardoise, quartz grenu.

Puits différents du bourg : Titre,	28°.	Acide sulfur.,	0gr100.	Chl..	0gr200
—	37°.	—	0. 060.	—	0. 100
—	38°.	—	0. 050.	—	0. 100
—	34°.	—	0. 050.	—	0. 150

Niafles. — Phyllade, grauwacke schisteuse.

Puits public...... Titre, 12°. Acide sulfurique, 0gr000. Chlore, 0gr020
Puits particulier : Titre, 12°. — 0. 050. Chlore, 0. 020

Mée. — Phyllade, grès et sables.

Puits : Titre, 28°.

Pommerieux. — Phyllade, grès et sables.

Puits de l'école : Titre, 31°.
Puits particuliers : Titre, 38°.

Saint-Quentin. — Phyllade, schiste quartzifère, quartz grenu.

Quatre puits du bourg.	Titre, 39°.	Acide sulfur., 0gr050.	Chl., 0. 100
Puits des campagnes ..	— 18°.	— 0. 000.	Chl., 0. 050
—	— 29°.	— 0. 000.	Chl., 0. 100

La Selle-Craonnaise. — Phyllade, quartz grenu.

Puits public...... Titre, 17°50. Acide sulfur., 0gr000. Chl., 0gr010
Puits particulier : Titre, 13°. — 0. 030. — 0. 030

CANTON DE GREZ-EN-BOUÈRE.

Grez-en-Bouère. — Phyllade, calcaire, marbre.

Analyse de sept puits du bourg : Titres, 45° à 59°.

Acide sulfurique, 0gr100 à 0. 150. Chlore, 0gr100 à 0. 300 (M. Robinet.)

Acide carbonique, 25 c. c.

Sulfate de chaux	0gr157
Carbonates de chaux et de magnésie...........	0. 180
Chlorures de calcium et sodium..............	0. 400
Azotates de chaux, de potasse et de magnésie..	0. 212
	0. 949

(MM. Mahier.)

Puits des campagnes, de fermes dans de mauvaises conditions hygiéniques.

Titre : 60°. Acide sulfurique, 0gr100. Chlore, 0gr300

Carbonate de chaux	0gr145
Sulfate de chaux	0. 200
Chlorure de sodium	0. 412
Azotate de potasse	0. 137
Azotate et chlorures de chaux et de magnésie	0. 133
Silice, fer, phosphates	0. 106
	1. 133

(M. Robinet.)

Ballée. — Terrains : Phyllade, grauwacke schisteuse, calcaire, marbre.

Quatre puits du bourg et cinq des campagnes : Titre moyen, 48°.

Acide sulfurique, 0gr020 à 0gr200
Chlore......... 0gr020 à 0gr200

Beaumont.— Terrains : Phyllade, calcaire, marbre.

Puits du bourg : Titre 53°.

Bouère. — Terrains : Phyllade, calcaire, marbre.

Puits n° 1 du Presbytère,	Titre 33°.	Acide sulf.,	0gr030	Chlore,	0gr030
— n° 2 —	Titre 41°.	—	0. 010	—	0. 060
— n° 3 —	Titre 41°.	—	0. 010	—	0. 010
— n° 4 —	Titre 50°.	—	0. 100	—	0. 100
— n° 5 —	Titre 52°.	—	0. 100	—	0. 100
Fontaine publique	Titre 60°.	—	0. 120	—	0. 150

(M. Robinet.)

Acide carbonique : 15 c. c.

Carbonate de chaux	0gr154
Sulfate de chaux	0. 084
Chlorure de chaux	0. 136
Chlorure de magnésium	0. 112
	0. 486

Bouessay. — Terrains : Phyllades, calcaire, marbre.

Puits du bourg et des campagnes : Titre, 47°.

Saint-Brice. — Terrains : Calcaire, phyllades, quartz grenu, anthracite, roches feldspathiques.

Puits public : Titre, 37°. Acide sulfurique. 0gr000
Chlore......... 0. 060

(M. Robinet).

Le Buret. — Terrains : Phyllade, quartz grenu, diorite, grès et sables.

Puits du bourg.......	Titre, 42°.	Acide sulf., 0gr100	Chlore, 0gr200
Puits des campagnes.	Titre, 37°.	— 0. 010	— 0. 200

Saint-Charles. — Terrains : Phyllade, grauwacke, grès et sables, argile.

Puits du bourg : Titre, 38°.

Quatre puits des campagnes : Titres, 40°, 44°, 35°, 37°.

Saint-Loup-du-Dorat. — Terrains : Phyllade, grauwacke, calcaire, grès et sables.

1 puits public.......	Titre, 48°.	Acide sulfurique, 0g 060.	Chlore, 0g 150
4 puits particuliers :	— 46°.	— 0. 020.	— 0. 050

Préaulx. — Terrains : Phyllade, calcaire, cornéenne.

Puits public : Titre, 50°.

Ruillé-froid-Fonds. — Phyllade, schiste quartzifère, quartz grenu.

Puits de l'école des Sœurs :	Titre, 38°.	Acide sulf., 0g 015.	Chl., 0g 150
Puits du Presbytère	— 44°.	— 0. 150.	— 0. 200
Puits de la Mairie.........	— 42°.	— 0. 050.	— 0. 200
Puits de Mauvinais........	— 40°.	— 0. 150.	— 0. 200

Acide carbonique libre, 10 c. c.

Carbonate de chaux	0g 133
Sulfate de chaux......................	0. 119
Chlorure de magnésium	0. 137
	0. 389

(M. Mahier.)

Villiers-Charlemagne. — Phyllade, grauwacke, quartz grenu, roches amphiboliques, grès et sables.

	Titre		Acide sulfur.		Chl.
Puits du bourg (public) :	Titre, 44°.	Acide sulfur.,	0gr025.	Chl.,	0gr200
Puits de l'école.........	— 44°.	—	0gr030.	—	0. 200
Puits du Chesne........	— 28°.	—	0gr000.	—	0. 060

Eau de fontaines environnantes : Titre, 16°. Acide sulfurique, 0gr000
Chlore.......... 0. 020

CANTON DE BIERNÉ.

Argenton. — Terrains : Phyllade, grauwacke schisteuse, grès et sables tertiaires.

Puits public : Titre, 34°. Acide sulfurique, 0gr010 Chlore, 0gr100

Bierné. — Phyllade, schiste micacé, roches amphiboliques.

Eaux de puits du bourg, puisées par M. le docteur Bondu, médecin résidant.

		Titre	Acide sulf.		Chl.
Puits situés à l'est du bourg :	Titre,	42°.	Acide sulf. 0gr100.	Chl.	0gr100
— à l'ouest.........	—	48°.	— 0. 250.	—	0. 250
— au nord..........	—	49°.	— 0. 100.	—	0. 200
— au midi..........	—	49°.	— 0. 100.	—	0. 200
— au centre........	—	40°.	— 0. 050.	—	0. 200
Eau d'un étang près le bourg :	Titre,	16°.	— 0. 020.	—	0. 060

Analyse : Acide carbonique libre : 10 c. c.

Carbonate de chaux	0gr120
Sulfate de chaux..........................	0. 180
Chlorure de magnésium et de sodium......	0. 316
Azotates de chaux, de potasse et de soude..	0. 480
	1. 096

Résidu pour 1 kilogramme : 1gr816. (MM. Mahier.)

Châtelain. — Phyllade, schistes micacés, sables.

			Acide sulfur.		Chl.
2 puits publics.........	Titre, 26°.	Acide sulfur.,	0gr010.	Chl,,	0gr015
4 puits de la campagne :	— 26°.	—	0. 000.	—	0. 050

Carbonate de chaux	0g 103
Sulfate de chaux......................	0. 005
Chlorure de calcium..................	0. 010
Chlorure de magnésium	0. 076
	0. 194

(M. Robinet.)

Coudray. — Phyllade, grauwacke, grès et sables tertiaires.

Cinq puits du bourg : Titre, 55°.
Six puits et fontaines des campagnes : Titre, 16°. Acide sulfur., 0gr000
Chlore 0. 030

Daon. — Terrains : Phyllades, grauwacke, grès et sables.

Sept puits du bourg : Titre, 38°.
Quatre puits des campagnes : Titre, 20°. Acide sulf., 0gr100. Chl., 0. 060

Acide carbonique libre : 15 centimètres cubes.

Carbonate de chaux	0gr082
Sulfate de chaux	0. 041
Chlorure de magnésium	0. 081
	0. 204 (M. Mahier.)

Saint-Denis-d'Anjou. — Phyllade, grauwacke, roches amphiboliques, cornéenne.

Puits de l'Hôpital.....	Titre, 43°.
Puits de l'École.......	— 30°50.
Puits du Presbytère...	— 55°.
Puits public..........	— 60°.

Six puits des campagnes : Titre, 46°. (Envoi de M. le docteur Billion.)

Analyse : Acide carbonique, 25 c. c.

Carbonate de chaux...........................	0gr114
Sulfate de chaux	0. 140
Chlorures de calcium et de sodium	0. 236
Azotates de chaux, de potasse et de magnésie..	0. 415
	0. 905

Résidu par litre : 1gr127. (M. Mahier.)

Gennes. — Phyllade, grauwacke, argile et sables.

Dix puits du bourg : Titres, 26 à 50°.
Pompe publique : Titre, 50°. Acide sulfurique, 0gr100. Chlore, 0gr200
Résidu : 1gr160.

Saint-Laurent. — Phyllade, schiste quartzifère, calcaire, coquillier marin.

Puits du Presbytère :	Titre 34°.	Acide sulfurique, 0gr015.	Chlore, 0gr100
Puits de l'École......	— 37°.	— 0. 000.	— 0gr030
Trois puits du bourg.	— 32°.	— 0. 015.	— 0. 100

Puits des campagnes, près le dépôt coquillier marin : Titre, 60°.
Acide sulfurique, 0gr050. Chlore, 0gr150

Longuefuye. — Phyllade, grauwacke schisteuse.

Puits du bourg : Titre, 35°. Acide sulfurique, 0^{gr}050. Chlore, 0^{gr}050

Saint-Michel. — Phyllade, grès et sables.

Titre, 32°.

CANTON DE SAINT-AIGNAN-SUR-ROE.

Saint-Aignan-sur-Roë. — Phyllade, schiste quartzifère, quartz grenu, grès et sables.

Fontaine publique......	Titre, 15°.	Acide sulf., 0^{gr}000.	Chl. 0^{gr}020
Puits public............	— 20°.	— 0. 000.	— 0. 020
Trois puits particuliers :	— 28°.	— 0. 050.	— 0. 050

Ballots. — Phyllade, quartz grenu, argile et sables.

Puits public..............	Titre, 56°.	Acide sulfur., 0^{gr}015.	Chl., 0^{gr}156
Quatre puits particuliers :	— 44°.	— 0. 020.	— 0. 100

Brains-sur-les-Marches. — Phyllade, quartz grenu, grès et sables.

Puits du Presbytère.....	Titre, 26°25.	Acide sulf., 0^{gr}000.	Chl., 0^{gr}100
Puits de l'École.........	— 25°.	— 0. 000.	— 0. 030
Six puits des campagnes :	— 22°.	— 0. 000.	— 0. 100

Congrier. — Terrains : Schiste ardoise, quartz grenu.

Trois puits du bourg : Titre, 48°.

Saint-Erblon. — Quartz grenu, phyllade.

Deux puits du bourg : Titre : 46°.
Quatre puits des campagnes : Titre, 30°.

Fontaine-Couverte. — Phyllade.

Puits du bourg : Titre, 48°.

Saint-Michel-de-la-Roë. — Phyllade, grauwacke schisteuse.

Deux puits du bourg : Titre 26°.
Cinq puits des campagnes : Titre, 24°.

Renazé. — Phyllade, schiste ardoise, quartz grenu.

Envoi de M. le docteur Guérif.

1 puits public........	Titre, 37°.	Acide sulf. 0gr050.	Chl. 0gr150
1 puits du Presbytère.	— 44°.	— 0. 060.	— 0. 150
4 puits particuliers...	— 48° et 76°.	— 0. 150.	— 0. 300
1 fontaine publique...	— 18°50.	— 0. 100.	— 0. 050

Analyse du puits public : Acide carbonique libre, 10 c. c.

Carbonate de chaux.........	0gr072
Sulfate de chaux...........	0. 140
Chlorure de magnésium	0. 162
	0gr374 (M. Robinet.)

Analyse des autres puits :

Carbonate de chaux..........................	0gr118
Sulfate de chaux............................	0. 198
Chlorure de sodium..........................	0. 442
Nitrate de potasse..........................	0. 147
Nitrate et chlorures de chaux et de magnésie ..	0. 112
Silice, fer, phosphates......................	0. 006
	1. 023

(M. Robinet.)

Analyse de l'eau de la Fontaine :

Carbonate de chaux..........................	0gr094
Sulfate de chaux............................	0. 065
Chlorure de sodium..........................	0. 138
Azotate de potasse..........................	0. 047
Azotate et chlorure de chaux et de magnésie...	0. 043
Silice, fer, phosphate de chaux................	0. 008
	0. 395

La Roë. — Terrains : Phyllade, phyllade quartzifère.

Six puits du bourg : 50°. Titre, Acide sulfurique. 0gr050
Chlore.......... 0. 200

La Rouaudière. — Terrains : Phyllade, quartz grenu.

Titre, 42°.

Saint-Saturnin. — Phyllade, schiste quartzeux, quartz grenu.

Titre, 31°.

Senonnes. — Phyllade, schiste quartzeux, quartz grenu.

Titre, 38°.

CANTON DE COSSÉ-LE-VIVIEN.

La Chapelle-Craonnaise. — Terrains : Phyllade.

Titre, 36°. Acide sulfurique, 0gr100. Chlore. 0gr060

Cosme. — Phyllade, pointes de granit.

Trois puits du bourg : Titre, 30°.
Cinq puits des campagnes, Titre, 26°.

Cossé-le-Vivien. — Terrains : Phyllade.

Envoi de M. le docteur Raulin.

3 puits situés près de l'étang :	Tit. 11°.	Acide sulf.,	0gr000.	Chl.,	0gr020
2 fontaines, faub. de Bapaume.	- 18°50.	—	0. 020.	—	0. 100
1 puits, rue des Morts........	- 53°.	—	0. 100.	—	0. 100
Fontaine publique, dite Odion.	- 11°.	—	0. 000.	—	0. 030
Puits de l'Hôpital............	- 11°.	—	0. 010.	—	0. 040
Puits de la Mairie...........	- 7°50.	—	0. 000.	—	0. 020

Cuillé. — Terrains : Phyllade.

Sept puits : Titre, 52°. (Envoi de M. le docteur Gaudin.)

Gastines. — Terrains : Phyllade.

Titre, 50°.

Laubrières. — Terrains : Phyllade, pointes de granit.

Titre, 50°.

Méral. — Terrains : Phyllade, schistes micacés, filons de quartz blanc.

Puits de l'Hôpital : Titre, 42°.

Peuton. — Terrains : Phyllades, schiste micacé, grès et sables.

Puits : Titres, variables de 19° à 54°.

Puits de la Cure :	Titre, 19°.	Aicde sulfurique,	0gr050.	Chlore,	0gr060
Puits de l'Ecole..	— 53°.	—	0. 160.	—	0. 300

Saint-Poix. — Phyllade.

Trois puits : Titre, 52°. Acide sulfurique, 0gr100. Chlore, 0gr060.

Quelaines. — Terrains : Phyllade, pointes de diorite, grès et sables.

Puits de l'École........	Titre, 44°.	Acide sulf.,	0gr010.	Chlore,	0gr100
Puits du Presbytère....	— 48°.	—	0. 010.	—	0. 050
Puits des Sœurs........	— 40°.	—	0. 100.	—	0. 200
Trois puits particuliers,	— 33°.	—	0. 020.	—	0. 100

Carbonate de chaux	0gr195
Sulfate de chaux....................	0. 054
Chlorure de magnésium............	0. 067
Sulfate de magnésie................	0. 077
	0. 393 (M. Mahier.)

Simplé. — Terrains : Phyllade, schiste micacé, sables et grès.

Puits du bourg : Titre, 48°.
Puits des campagnes : Titre : 32°.

---

§ III. — EFFETS HYGIÉNIQUES DES EAUX POTABLES. EAUX PUBLIQUES. CHOIX DES EAUX PUBLIQUES.

Nous voyons par ces analyses combien l'origine géologique des roches et des terrains influe sur la qualité ou la composition des matières abandonnées à l'eau. Pline exprimait cette proposition élémentaire lorsqu'il disait : *Tales sunt aquæ quales sunt terræ per quas fluunt.*

Toutes ces eaux de puits contiennent des quantités variables de substances inorganiques et organiques : il serait donc injuste de dire que tous les puits de l'arrondissement sont également mauvais. Il y en a dont l'eau est excellente, principalement ceux qui sont creusés au milieu de terrains composés de grès et de sables.

Les effets hygiéniques que les eaux exercent sur la population sont en raison directe de leur qualité, et ne sauraient être décrits d'une manière générale, ils changent selon les individus, leurs âges, leurs habitudes; leur constitution, leur tempéramment et selon le mode d'emploi. Une eau réputée impure n'agira pas d'une manière égale chez tous ceux qui en feront usage. Il suffit pour s'en convaincre de se rappeler le mode d'issue de l'eau et de ses parties constituantes hors de l'économie.

Chacun sait que l'eau introduite dans l'appareil digestif s'échappe par les urines, les excréments, la peau et la muqueuse pulmonaire. La moitié environ s'échappe sous forme d'urine, à l'état liquide (Barral), une petite quantité par les excréments et les autres portions sous forme gazeuse et sous forme liquide par les poumons et par la peau.

Ces dernières éliminations sont très considérables, car depuis Sanctorius jusqu'à Thénard des milliers d'expériences ont prouvé que la quantité d'eau du corps qui s'échappe par la transpiration cutanée et la transpiration pulmonaire l'emporte le plus souvent sur la quantité d'eau qui s'échappe par les urines même réunies à celles des matières fécales. Il résulte de là que pour bien apprécier les effets d'une eau potable, il n'est pas indifférent de l'examiner chez toutes sortes d'individus, chez les enfants, chez l'adulte ou chez le vieillard, chez l'homme sain et robuste ou chez l'homme malade.

Telle eau chargée surabondamment de sels et de substances organiques, sera innocente chez un sujet sain, et deviendra nuisible chez un être affaibli ou cacochyme, trop jeune ou trop vieux.

Si l'intégrité des fonctions absorbantes et éliminatrices est détruite, il n'y aura plus d'équilibre entre elles; tantôt il y aura diminution de l'exhalation cutanée, tantôt une augmentation de celle-ci ou bien une exaltation de la transpiration pulmonaire, etc...... Celui donc qui supportera le mieux l'usage continu d'une eau suspecte sera celui dont les fonctions éliminatrices seront les plus normales.

Dans les eaux de puits de l'arrondissement de Château-Gontier, les matières inorganiques que l'on rencontre le plus abondamment sont les carbonates et les sulfates de chaux et de magnésie, les chlorures de sodium, de calcium et de magnésium, le fer à l'état de carbonate et de bicarbonate, des nitrates, des phosphates et trop souvent de l'ammoniaque.

Les sels de chaux forment la plus grande partie du résidu salin, soit à l'état de carbonates, soit à l'état de sulfates et de phosphates.

La présence des carbonates n'est pas généralement regardée comme nuisible; pour la plupart des hygiénistes, une bonne eau potable peut contenir impunément de $0^{gr}10$ à $0^{gr}20$ de carbonate de chaux par litre. Ils supposent que, dans certaines conditions de la digestion, ce sel est utile en saturant un excès d'acidité du suc gastrique.

L'acide carbonique en excès, de même que celui qui se dégage peut favoriser la digestion stomacale, et le bicarbonate de chaux, sous ce rapport, rendrait un service analogue à celui qui est obtenu du bicarbonate de soude des eaux minérales alcalines; enfin la petite proportion de chaux que contiennent les eaux potables peut utilement concourir à la nutrition des jeunes enfants en fournissant à leurs os un élément indispensable..... (Dupasquier, Blondot, Boussingault.)

Mais ces explications ne sauraient être admises que pour de petites quantités de ce sel.

Tant qu'au sulfate de chaux, en dissolution dans ces eaux, son rôle est très différent de celui qu'on attribue au bicarbonate de chaux; une bonne eau potable ne doit pas en contenir plus de 0gr02 à 0gr05 par litre. L'eau peut en dissoudre une proportion assez grande pour en acquérir une saveur douceâtre fort désagréable, et, comme tous les sulfates, il est susceptible de se décomposer sous l'influence d'une matière organique, en produisant du gaz sulfhydrique, ce qui le rend un élément pernicieux pour les eaux qui, faute d'écoulement facile, sont exposées à l'air et séjournent plus ou moins longtemps sur le sol. Nous avons déjà exposé cette particularité dans la description des eaux stagnantes.

En outre, le sulfate de chaux possède une action décomposante sur les savons, et des propriétés incrustantes considérables, etc.....

Ces sels de chaux, lorsqu'ils sont abondants, doivent être regardés comme une mauvaise condition des eaux potables. On l'oublie trop, selon nous; car, si les carbonates de chaux se retrouvent dans toutes les parties du corps humain à l'état normal, depuis les os jusque dans les parties liquides des sécrétions, ils se rencontrent aussi dans la plupart des états pathologiques.

Ils forment la majeure partie des concrétions salivaires, tonsillaires, lacrymales, tuberculeuses proprement dites, ou crétacées ; certains calculs urinaires, biliaires et arthritiques...., enfin les carbonates de chaux constituent presque à eux seuls, avec un peu de phosphates de la même base, les concrétions de la phthysie calcaire des vaches et celle de l'affection de ces animaux dite *pommellière.*

Les carbonates de chaux qui ont été introduits en abondance dans l'économie par les eaux potables sont éliminées très probablement sous formes de phosphates, principalement par les urines. (Verdeil et Robin.) En effet, on sait qu'une dissolution de carbonate de chaux dans l'eau chargée d'acide carbonique et étendue d'assez d'eau de puits pour que les carbonates de potasse ou de soude n'y produisent plus de précipité, donne immédiatement un trouble persistant de carbonate de chaux, par addition de la plus petite quantité de phosphate de soude. [1]

On ne trouve pas de carbonate de chaux dans les urines de l'homme à l'état normal, tandis qu'il y en a normalement dans les tissus : il faut donc que la chaux de ce sel s'échappe sous une autre forme que celle de carbonate. Cette observation est des plus importantes dans l'étude clinique des eaux potables calcaires; elle a été récemment signalée par les praticiens les plus éminents. [2]

Le sulfate de chaux que l'on rencontre dans l'économie y a été introduit par les eaux potables et son issue a lieu par les urines, ou bien il se décompose dans l'économie en d'autres sels.

M. Civiale prétend que les calculs formés par des dépôts de sulfates ou de matières plâtreuses sont très fréquents.

1 Liebig, 1852, p. 177-178.
2 Briquet. *Académie de Médecine*, 1866.

Cet habile chirurgien, dit que les urines sont ordinairement très chargées de ces substances, et que, dès qu'elles sont arrêtées dans leur élimination naturelle, elles forment rapidement des concrétions considérables à l'intérieur.

Les collections de calculs et de graviers, faites par les spécialistes, contiennent une grande quantité de calculs de ce genre; nous en avons observé un certain nombre dans l'arrondissement de Château-Gontier.

Les phosphates de chaux se rencontrent également très souvent dans les eaux de la ville et d'un certain nombre de bourgs dans des proportions assez fortes pour être nuisibles aux personnes qui en font un usage continuel.

L'existence de ces phosphates s'explique facilement dans les eaux de puits : c'est une conséquence toute naturelle de la présence des matières organiques enfouies dans le sol, particulièrement dans celui de nos vieilles villes et dans les terrains occupés autrefois par des cimetières.

Une trop grande quantité de phosphate, introduite dans l'organisme sert à former des incrustations et des dépôts calcaires et surtout beaucoup de calculs urinaires. Les graviers et le sable de la gravelle phosphatique renferment beaucoup de phosphate de chaux.

On doit se rappeler que le phosphate de chaux forme habituellement la surface extérieure des pierres vésicales un peu grosses, et qu'il remplit quelquefois les intervalles des calculs muraux. C'est lui qui forme la plupart des calculs qui ont pour noyau un corps étranger dans la vessie; c'est lui qui se dépose sur les instruments qu'on est obligé de laisser séjourner un peu dans la vessie. Il forme souvent, à lui seul ou avec le phosphate ammoniaco-magnésien, le sable urinaire. Quelquefois il forme le noyau de calculs dont les couches sont formées d'acide urique, soit seul, soit alternant avec d'autres principes, avec ce phosphate de chaux lui-même.

En rappelant ici les divers états pathologiques où l'on rencontre le plus communément les sels de chaux, soit à l'état de carbonates, de sulfates ou de phosphates, et leur fréquence, nous voulons protester contre l'indifférence que l'on professe relativement à l'introduction de ces sels en trop grande abondance dans l'organisme, et contre l'innocuité généralement admise des eaux potables sur le développement des calculs et des autres dépôts calcaires.

Il nous paraît effectivement étrange, que, à une époque où tout le monde a une vive croyance dans l'action chimique des eaux minérales, prises passagèrement, on rejette si facilement l'action des eaux potables sur l'économie, lorsqu'elles sont administrées d'une manière continue et pendant de longues années......

Le chlorure de sodium est un des sels les plus abondants que l'on rencontre dans toutes nos eaux de puits. C'est aux matières organiques que les eaux pluviales empruntent les chlorures que l'on retrouve dans toutes les eaux qui ont pénétré à travers le sol, car les roches schisteuses, qui composent la plus grande partie de nos terrains ne renferment point de chlore au nombre de leurs éléments.

La présence du chlorure de sodium n'est pas généralement regardée comme désavantageuse dans les eaux potables, surtout lorsque ce sel est en petite quantité. M. Barral pense que 0gr08 par litre constitue une proportion convenable de ce sel dans les eaux potables.

Presque toutes les eaux de puits de l'arrondissement en

contiennent une très grande quantité, et sont pour cette raison quelquefois dangereuses.

Le sel marin se rencontre cependant dans toutes les parties qui composent l'organisme, dans toutes les humeurs, dans tous les tissus demi-solides comme dans tous les solides. L'émail dentaire seul en a été jusqu'à présent trouvé dépourvu. C'est le plus abondant de tous les principes immédiats d'origine inorganique.

Dans le sang humain, où il est aux autres sels constituants comme 3 : 1, le sel marin est en très grande quantité; il est l'intermédiaire de certains actes généraux dans l'organisme, quoiqu'il ne participe pas par ses éléments à la formation des organes. Il est extrêmement indispensable à la nutrition de l'homme et des animaux (Liebig), il joue un rôle considérable dans la condition d'existence des globules et de dissolution de l'albumine, de la fibrine et de la caséine dans l'acte de la digestion, à ce point que si on le supprime dans les aliments il se produit promptement des phénomènes de chlorose, même chez l'homme, de la langueur, de la faiblesse, de la pâleur, et, de plus, de l'œdème.

Le chlorure de sodium qui s'échappe chaque jour du corps est rejeté par les matières fécales, les urines, les excrétions buccales et nasales, et par la sueur.

Il est, comme l'eau, une condition d'existence, et, comme elle, il tend à s'échapper et s'échappe dès qu'il dépasse un certain degré de saturation. Celui qui entre chasse une quantité de ce sel correspondante à la sienne; mais il ne se fixe pas, il est essentiellement mobile, et comme l'eau il est en voie d'échange continuel. [1]

1 Verdeil et Robin, *Chimie anatomique*. T. II, p. 187.

Les actes que manifeste le sel marin en excès dans les eaux potables sont des plus intéressants.

D'abord au point de vue physique, il présente dans l'organisme des actes d'*endosmose* et d'*exosmôse* : puis au point de vue chimique il agit par union moléculaire, dans quelques-uns des phénomènes de dissolution qui se passent dans l'économie pour la fébrine, la caséine, etc., s'il est très abondant il favorise la dissolution des substances organiques.

De nombreuses expériences ont démontré que la faculté des vaisseaux sanguins d'absorber de l'eau varie suivant qu'elle est plus ou moins salée : si l'eau contient moins de sel que le sang, elle s'absorbe fort rapidement; si elle en renferme autant, il se fait un équilibre; si elle en contient plus, elle n'est point rejetée par les reins, comme l'eau peu salée, mais c'est alors le canal intestinal qui l'évacue et il y a *purgation.*

Les eaux de la ville de Château-Gontier contiennent, en outre des sels de chaux et des chlorures, des quantités notables d'azotates, dont la présence ne saurait surprendre; car on sait que sous l'influence de l'air et des roches poreuses, les matières organiques azotées se transforment en azotates. De là la grande quantité de ces sels que l'on trouve dans le sol des caves et qui finissent par s'étendre jusque dans les puits.

Ces sels, au point de vue hygiénique, sont reconnus comme suspects, quoique leur action sur l'économie soit inoffensive; mais ils sont regardés comme favorables au développement des végétations microscopiques. Dans les bourgs et les campagnes, les puits dont l'eau est corrompue par les infiltrations des eaux stagnantes et des purins, on en trouve à l'analyse des quantités égales à celles fournies par les eaux de puits des villes qui sont altérées par le voisinage des fosses d'aisance.

Les sels magnésiens solubles n'existent qu'en petite quantité dans les eaux potables de l'arrondissement; dans le canton de Grez, ils sont plus abondants, mais nous n'avons pu constater d'inconvénients causés par leur présence.

Toutes ces substances inorganiques ne sont réellement nuisibles à la santé que lorsqu'elles existent en très grande quantité, et bon nombre de puits, dont l'eau marque à l'hydrotimètre 25°, 30° et même 40°, ne paraissent pas occasionner d'accidents aux personnes qui en font usage.

Il n'en est pas de même pour les substances organiques qui existent dans la plus grande partie des eaux de puits en dissolution et en quantité notable.

Il est évident que les diarrhées, les fièvres typhoïdes, les dyssenteries et d'autres maladies aiguës ou chroniques sont endémiquement déterminées par l'*usage continué*, pendant un certain temps, d'eaux de puits tenant des proportions trop grandes de matières organiques altérées, soit en suspension, soit en dissolution.

Les fièvres muqueuses et typhoïdes qui règnent après la saison des chaleurs dans tout notre arrondissement, ne nous paraissent pas avoir d'autre origine. Cette opinion est contestée, il est vrai; mais dans tous les cas personne ne peut nier que l'usage d'eaux de mauvaise qualité ne soit une cause *prédisposante* au développement de ces maladies.

Les relations médicales de l'armée d'Afrique prouvent surabondamment les effets pernicieux causés par des eaux potables, presque saumâtres, pour les soldats en campagne. A des degrés différents toutefois, on peut observer la même influence de certaines eaux de puits altérées par des infiltrations de purins et d'eaux vaseuses des mares sur nos paysans qui, après les fatigues de la journée et de copieuses libations plus ou moins alcooliques, absorbent dans la soirée des quantités considérables d'eaux de puits.

Dans les maisons d'éducation, dans les casernes, en un mot, dans tous les établissements publics où un certain nombre d'individus sont soumis à l'usage d'eaux de puits, on constate une modification fâcheuse dans la santé générale dès que ces eaux deviennent de trop mauvaises qualités. Dans un couvent, nous avons vu plus de la moitié des religieuses incommodées par l'eau d'un puits qui marquait à l'hydrotimètre 118°, une épidémie de fièvre muqueuse se développa parmi elles et quelques-unes succombèrent.

Il est donc important que les populations, éparses ou agglomérées, ne puissent se servir que d'eaux de bonne qualité.

Pour les particuliers, pour les habitants des campagnes, il est difficile, si non impossible, d'abandonner l'usage des puits, pour le remplacer par celui des citernes. Nous devons nous borner à leur conseiller la destruction des puits mal situés, le choix d'un bon emplacement pour la création de nouveaux puits, leur mode de construction, leur nettoyage et la purification de l'eau à l'aide de charbon lorsqu'elle sera corrompue.

Dans les campagnes, on devra toujours, pendant l'été principalement, ne se servir que d'eaux filtrées ou que l'on aura laissé déposer dans des fontaines, contenant environ deux kilogrammes de braise de boulanger par hectolitre. Ce charbon devra être renouvelé toutes les semaines.

L'opération du filtrage qui consiste à rendre potables et propres aux usages domestiques, en leur faisant traverser certains appareils appelés *filtres*, les eaux que la présence de matières organiques ou inorganiques en suspension rendrait désagréable aux sens ou nuisible à la santé, ne peut être employée que pour une petite quantité d'eau, ainsi que nous l'avons déjà dit. Les administrations chargées de fournir aux populations agglomérées une eau de bonne qualité ne sauraient se servir des filtres artificiels lorsque cette population dépasse un chiffre de plus de deux cents personnes; elles devront avoir recours aux eaux de sources ou de rivières, que l'on s'efforcera d'épurer à l'aide de filtres naturels, si la composition du terrain le permet.

Pour les principaux centres de population de l'arrondissement, pour la ville de Château-Gontier et celle de Craon, il est urgent de remplacer l'eau des puits par des eaux publiques de bonne qualité et assez abondantes pour satisfaire aux besoins généraux de l'économie domestique et de l'industrie.

Voyons quelles sont les qualités que l'on doit exiger de ces eaux? Cette question est moins simple à résoudre qu'on ne le suppose, car jusqu'ici nous n'avons pas de doctrine fixe sur cette matière, la plus importante et en même temps la plus accessible de l'hygiène publique. La diversité des opinions est grande. Les uns admettent, par exemple, qu'une eau qui contient une quantité notable de bicarbonate est bien préférable à une autre qui en contient moins. D'autres chimistes distingués ont même conclu de leurs expériences, ainsi que nous l'avons vu plus haut, que les sels calcaires devaient être considérés comme des substances très utiles dans les eaux potables, sinon nécessaires..... Avec de pareilles diversités, il n'y a point de *criterium* possible.

M. Grimaud de Caux a établi une doctrine assez rationnelle, selon nous, qui a pour base la véritable fonction de l'eau dans son application aux besoins généraux de l'économie domestique et de l'industrie. [1]

L'eau ne sert que d'excipient, de dissolvant, de véhicule; son rôle unique est de recevoir, de dissoudre, de transporter. Elle remplit donc imparfaitement son objet toutes les fois que par des qualités particulières, par la présence sensible de tels ou tels principes fixes, de tels ou tels sels, elle vient ajouter ou retrancher des propriétés aux substances actives qu'on lui confie. Ainsi l'eau doit être neutre pour la chimie, comme pour les besoins industriels, comme pour les besoins de l'économie domestique, comme pour la préparation des aliments et pour la boisson.

Quand on a à choisir entre plusieurs eaux, on doit prendre la plus neutre, on ne doit pas donner la préférence à telle ou telle qualité provenant de la présence de tel ou tel sel agréable à tel goût, favorable à tel tempéramment, propre à telle teinture, parce qu'il y a d'autres goûts, d'autres tempéramments et d'autres teintures pour lesquels ces mêmes sels peuvent être un inconvénient et même un danger.

Cette loi de la neutralité paraît simple et claire: surtout, dit M. de Piétra-Santa, elle est incontestable, car elle dérive de la nature des choses; l'expérience et l'observation l'ont dictée, et en la respectant on atteint immanquable-

1 Grimaud de Caux, *Eaux publiques*, compte-rendu par le Dr de Piétra-Santa. *Annales d'hygiène*, 1861, p. 211.

ment le but : on donne aux populations la meilleure eau possible.

A cette loi s'en joint une autre qui regarde exclusivement les eaux destinées à la boisson. L'eau potable doit être légère pour être digestible. L'eau distillée qui est bien la plus pure que l'on puisse se procurer, pèse sur l'estomac et n'est pas bonne à boire. En l'agitant dans l'atmosphère, en lui faisant absorber de l'air, on la rétablit dans son état normal. L'air est donc le seul élément qui lui manquait pour l'approprier à la boisson. Pureté chimique et aération complète, tels sont les principes mis en évidence par cette doctrine. C'est là, en effet, une base solide, un criterium pour juger de la bonté des eaux publiques à donner à une population : *une eau sera plus ou moins bonne, selon qu'elle sera plus ou moins chimiquement pure et aérée.*

Les eaux qui se rapprochent le plus de cette pureté sont celles que l'on recueille à leur source et dans les lieux de la chûte pluviale. A cet effet on peut choisir un terrain suffisamment vaste, à surface sablonneuse, où l'on recueille les eaux pluviales absorbées par le sol et ayant subi une sorte de filtration naturelle, à l'aide de tuyaux de drainage, de digues et de réservoirs.

Les landes de Bazouges, situées à 5 kilomètres de Château-Gontier, remplissent parfaitement ces conditions pour l'approvisionnement des eaux publiques de cette ville. Leur surface est considérable, et plus que suffisante pour recevoir la quantité d'eaux pluviales nécessaires; car on estime qu'une surface de 50 hectares peut donner de 7 à 8 millions d'hectolitres par an, à raison de 25 à 30 centimètres cubes de pluie dans l'année.

Les eaux doivent être conduites, des réservoirs situés

près des sources, par des canaux couverts, faits en maçonnerie en pierres, en béton, en fonte ou en verre, etc..., par la ligne la plus courte, avec une pente suffisante, traversant les vallées et les hauteurs au moyens de siphons. Enfin les réservoirs où elles sont déversées doivent être couverts et citernés.

L'approvisionnement des eaux publiques doit être en rapport avec le nombre et les besoins des habitants, avec les exigences de l'industrie, et celles du service public en ce qui concerne le lavage des égouts, le nettoyage et l'arrosement de la voie publique, et l'éventualité des incendies. Pour satisfaire à ces besoins et à ces exigences, les puits et les citernes, les pompes et les fontaines, sont généralement insuffisants, indépendamment des autres inconvénients qu'ils présentent. Le système général de distribution d'eau supplée à cette insuffisance et remédie à ces inconvénients.

Dans une ville composée de 800 à 1,000 maisons, représentant une population de 7 à 8,000 habitants, il doit être distribué chaque jour au moins 5,000 hectolitres, ainsi répartis :

1° Usages domestiques, 3 hectolitres par maison ou 30 litres par habitant, pour 1,000 maisons.	3,000	hectol.
2° Nettoyage et arrosement de la voie publique, service des incendies et objets divers.	1,500	—
3° Industries diverses.	400	—
4° Bains publics.	100	—
	5,000	hectol.

La distribution d'eau doit être indépendante de l'état de

sécheresse ou d'humidité, et fonctionner en tout temps d'une manière régulière, permanente et non intermittente.

Telles sont les principales conditions que l'on doit exiger pour l'aménagement des eaux publiques d'une petite ville, et que nous espérons voir bientôt se réaliser dans la ville de Château-Gontier.

---

§ IV. — DES EAUX DE L'ARRONDISSEMENT QUI SERVENT A ABREUVER LES ANIMAUX. — ABREUVOIRS.

Dans les villes de Château-Gontier et de Craon les animaux s'abreuvent des eaux de la Mayenne et de l'Oudon; presque jamais on ne se sert pour eux d'eaux de puits.

L'eau de la Mayenne a toujours été réputée de bonne qualité pour cet usage.

Dans tous les bourgs et les villages, il existe des mares ou plus rarement de petits étangs qui servent d'abreuvoirs publics. Ces mares sont presque toujours mal situées, tarissent plus ou moins en été ou ne contiennent que des eaux croupissantes.

Nous appelons l'attention des autorités locales sur la situation et l'installation de ces abreuvoirs qui sont si souvent funestes aux populations. On devrait recueillir avec plus de soin les eaux pluviales des toits des habitations et les diriger par des canaux dans des réservoirs convenablement murés et cimentés, plutôt que de recevoir dans des excavations à peine limitées les eaux de toute provenance, souillées par tous les résidus et les débris qui entourent les habitations et les voies publiques. C'est une des principales observations hygiéniques que nous devons indiquer aux *futures* commissions chargées de la police sanitaire des bourgs et des villages.

Chaque ferme a un abreuvoir : et, 90 fois sur 100, cet abreuvoir est nuisible à la salubrité de la ferme. Il contient une eau insuffisante et corrompue par les purins qui s'écoulent des étables et des fumiers, car les fosses à purin sont à peu près inconnues dans tout l'arrondissement.

Les animaux paraissent, dit-on, rechercher ces eaux : on ne saurait cependant proclamer la supériorité des eaux fangeuses et impures pour cette raison, d'ailleurs très mal interprétée. Il est vrai, dit M. Bobierre, que très souvent les bestiaux ne témoignent pas de répugnance pour des eaux croupies; mais indépendamment de la dépravation du goût qui se manifeste chez les animaux comme chez l'homme lorsque les conditions où ils sont placés sont anormales, il faut reconnaître que les eaux fangeuses sont en même temps très chargées de substances salines; or, on remarque dans plusieurs contrées et notamment dans les steppes de l'Amérique du Sud, que les eaux dans lesquelles il entre de faibles doses de sulfate de soude ou de sel marin sont particulièrement recherchées par le bétail.

L'eau pourrait bien, dit le même auteur, être acceptée par les animaux, *quoique* fangeuse, et non *parce que* fangeuse. Ce qui doit confirmer dans cette opinion, c'est l'assertion de M. Pourriau, professeur de chimie à l'école de la Saulsaie, qui a remarqué la répugnance invincible inspirée par les eaux sales lorsqu'on tente d'y abreuver des bestiaux habitués à un liquide normal. Il n'y a pas, dit-il, un vétérinaire instruit dont les enseignements aient posé en principe qu'au mépris de toute loi physiologique, l'alimentation par l'eau croupie soit le *nec plus ultra* du régime hygiénique.

En 1854, une mortalité qui prenait d'alarmantes proportions s'était déclarée dans les marais de Montoir. Ce fait, qui s'était déjà produit en 1853, appela l'attention de M. Abadie, vétérinaire de la Loire-Inférieure, qui reconnut bientôt la cause à laquelle il fallait l'attribuer. Les bestiaux, en effet, s'abreuvaient dans des douves remplies d'une eau basse et croupie, mêlée de détritus de tourbe d'insectes et de poissons. L'analyse de cette eau, exécutée par M. Bobierre sur la demande de M. Abadie, fit reconnaître qu'elle renfermait par litre plus de 9 grammes de résidu solide, composé de sels terreux et de substances organiques azotées. Un bœuf, consommant environ 40 litres d'eau par jour, introduisait donc 400 grammes de ce résidu dans ses organes digestifs. La mortalité cessa dès que le troupeau fut retiré du pacage incriminé et conduit dans les prairies de Cordemais. [1]

L'acte de la digestion et l'assimilation ne sont pas, il est vrai, chez les animaux domestiques, aussi délicats que dans l'espèce humaine; il serait absurde d'exiger pour eux l'usage d'une eau aussi parfaitement pure. On doit admettre qu'une eau réputée mauvaise, à certains degrés par ses qualités physiques et chimiques pour l'homme, peut être très potable pour les animaux. Mais sans être trop sévère dans le choix de l'eau des abreuvoirs, on doit cependant condamner ces eaux troubles et vaseuses, à émanations

1 Adolphe Bobierre. *Atmosphère, sol et engrais*, p. 75.

fétides, et qui atteignent parfois une température de + 24° à + 26° dans les grandes chaleurs de l'été.

Ces eaux, si communes dans nos campagnes, rendent les digestions des animaux qui s'en servent, pénibles, laborieuses et incomplètes.

L'immense quantité de substances végétales et animales qu'elles contiennent s'y décomposent et donnent naissance à des produits qui communiquent au liquide des couleurs variées et une odeur caractéristique.

La santé des animaux ne peut manquer d'en souffrir et il est facile de s'assurer des effets funestes de ces mauvaises boissons en comparant les animaux abreuvés à des mares contenant des eaux de mauvaises qualités, à ceux qui se servent d'eaux courantes, limpides et fraîches en été et tièdes en hiver.

Mais comment purifier l'eau de ces mauvais abreuvoirs ? La filtration en est impossible lorsqu'il s'agit chaque jour de donner une eau clarifiée à 40 ou 50 animaux : les filtres artificiels seraient insuffisants et la main-d'œuvre trop onéreuse.

Doit-on détruire ces mares et les remplacer par l'eau de puits conservée dans des auges ou des bassins spéciaux ?

Le système des citernes peut-il être utilisé dans nos campagnes où maintenant tous les toits des habitations sont recouverts d'ardoises et pourraient être facilement entretenus pour cet usage ?

A ces questions nous répondrons négativement, au point de vue pratique ; car nous ne pensons pas qu'il soit possible d'établir dans nos fermes des citernes pour l'alimentation des bestiaux dont le nombre dépasse quelquefois cinquante.

Les pluies sont rares en été et il arrive quelquefois qu'il ne tombe pas d'eau pendant deux ou trois mois, ainsi qu'on l'a observé en 1846, en 1865 et en 1868. Avec une dépense journalière de plus de 3,000 litres, comment conserverait-on, pendant les mois les plus chauds de l'année, 250 à 300 mètres cubes d'eau. Il faudrait pour cela des citernes extrêmement coûteuses et par conséquent impossibles à établir dans nos exploitations.

Tant qu'aux auges et aux réservoirs établis à côté des puits ou des pompes, on ne doit employer ce système que lorsque l'on ne peut pas faire autrement; car les animaux ne doivent pas seulement trouver leur boisson dans un abreuvoir, ils ont besoin de s'y baigner, de s'y rafraîchir.

Nous conseillons donc de ne pas détruire les mares et les viviers qui servent à abreuver les bestiaux, mais de les *réformer* dans ce qui regarde leur situation, leur entourage et leur construction.

Nous ne saurions trop répéter que l'abreuvoir d'une ferme doit être situé au nord plutôt qu'au midi des habitations; dans les deux expositions il serait également froid en hiver, et dans la première l'eau reste beaucoup plus fraîche pendant les chaleurs. La surface du liquide doit être bien exposée aux vents; il est avantageux que l'eau se renouvelle sans cesse, chose extrêmement rare et difficile à obtenir dans nos fermes, et elle doit toujours arriver la plus pure possible dans l'abreuvoir; il faut en détourner celle qui a lavé les cours, les issues, les étables et particulièrement celle qui coule du fumier.

C'est à tort que les fermiers laissent les animaux de basse-cour troubler l'eau des abreuvoirs, les volatiles y perdent leurs plumes. Enfin on détruira les arbres qui pourraient entourer les pièces d'eau; si les arbres sont utiles pour donner de l'ombre en été, ils nuisent en automne par leurs feuilles et par leurs fruits; les frênes, les lilas peuvent occasionner des accidents à cause des cantharides qu'ils attirent et qu'ils nourrissent.

Que les agriculteurs songent donc à donner une eau de bonne qualité à leurs animaux; non-seulement ils éloigneront les chances de maladies, d'épizootie, mais encore ils favoriseront le développement des jeunes animaux et augmenteront la production du lait chez les herbivores. M. Dancel, dans une note qu'il a lue à l'Académie des Sciences (septembre 1866), a prouvé que la qualité et la quantité du lait étaient toujours en rapport avec la qualité et la quantité de l'eau absorbée.

M. Isidore Pierre, et beaucoup d'agriculteurs instruits, partagent cette opinion qui d'ailleurs remonte à Virgile. (*Géorgiques*, liv. III, v.)

Il n'est pas possible en effet de mettre en doute l'influence de l'eau dans la production du lait, car tout le monde sait que c'est dans les contrées bien arrosées, aux plantureux herbages, que l'on trouve les meilleures vaches laitières, comme dans la Hollande, le pays d'Isigny et la vallée du Cottentin en Normandie.

CHAPITRE VI.

EAUX MINÉRALES.

L'arrondissement de Château-Gontier ne renferme que les sources d'eaux minérales ferrugineuses, désignées sous le nom d'eaux de *Pougues rouillées.* Elles sont situées à Château-Gontier même, et sont connues depuis plusieurs siècles.

Les titres que nous possédons font remonter au XVe siècle la construction d'une voûte en pierre et de forme ogivale qui recouvre l'une des sources. Les moines de Saint-Aubin d'Angers étaient alors propriétaires des prairies et des rochers qui bordaient la rive droite de la Mayenne, en dehors de la ville et au-dessous du boulevard qui conduisait à Menil, en sortant par la porte d'Ollivet; ils firent construire une grande maison au lieu dit village de Versailles et situé sur le rocher au pied duquel sortait l'eau de *Pougues rouillée.*

Cette source fut recouverte par une belle voûte en pierre ; on creusa dans le roc un bassin dont les parois, garnies de larges dalles scellées par des crampons de fer, ont résisté à toutes les causes de destruction. Des tuyaux de plomb, amenaient l'eau limpide et non ferrugineuse d'une source voisine. Ces travaux démontrent que les moines de Saint-Aubin avaient établi une piscine près de leur logis de Versailles.

Une partie de ces vastes terrains devint la propriété du prieuré du Grand-Saint-Jean de Château-Gontier, puis des marquis, gouverneurs de cette ville. Ils furent cédés à diverses personnes qui y formèrent des jardins.

En 1695, un partage entre quatre héritiers distribuait à chacun d'eux la grande maison d'Ollivet, à Versailles, les bas-jardins des fossés de la ville et l'enclos de la fontaine de Pougues. Des conditions particulières stipulaient l'entretien de la source, et la conservation du ruisseau par lequel les eaux minérales s'écoulaient à la rivière. Mais, en 1770, nouveau partage : l'enclos de Pougues et sa fontaine échut au propriétaire du premier lot, qui eut grand soin en louant à bail de faire des conditions relatives au puisage de l'eau et à l'entretien de la fontaine.

Depuis cette époque, des éboulements de terrain se succédèrent ; le bassin disparut, la voûte fut ensevelie jusqu'au cintre.

En 1824, les eaux de Pougues appartenaient à M. le comte de Bréon, maréchal de camp. Une analyse fut faite par M. Touchaleaume, pharmacien à Château-Gontier ; ce travail fait avec grand soin fut communiqué à l'Académie royale de Médecine ; voici quel était alors l'état de la source :

« ..... Les eaux de Pougues sont connues depuis plusieurs siècles, et sont employées journellement avec succès par beaucoup de personnes du département de la Mayenne et des environs; et si jusqu'ici elles ont attiré peu de malades des départements plus éloignés, il faut l'attribuer au manque total d'établissement et au peu de notions qu'on avait sur leur composition. »

« MM. Duclos et Dupaty, sont les seuls, à notre connaissance, qui aient analysé ces eaux en 1767..... Nous osons avancer, d'après la comparaison que nous en avons faite avec beaucoup d'eaux minérales, dans l'intéressant recueil de M. Bouillon-Lagrange, qu'elles sont loin de leur être inférieures, et qu'elles méritent à plus d'un titre la création d'un établissement. »

M. Touchaleaume décrivait ainsi en 1824 les sources de Pougues : « A la porte de Château-Gontier, et au sud-est, à 60 mètres de la rive droite de la Mayenne, au bas d'un rocher schisteux, d'une couleur ocracée variée, nu en plusieurs endroits, se trouve la fontaine de Pougues, à 3 mètres 4 centimètres au-dessus du niveau moyen de la Mayenne. Cette fontaine d'un aspect singulier, frappe à la première vue : en effet, au lieu d'une grotte, d'un bassin ou excavation quelconque, on est tout surpris de voir, sur une portion de rocher perpendiculaire, de 40 à 50 pieds carrés, quatre demi-cylindres de sureau faisant office de robinets, desquels découle une eau parfaitement limpide. De ces quatre robinets, inégalement distants les uns des autres, trois donnent de l'eau minérale qui offre assez de différence dans la quantité de fer surtout. Aussi, ne prend-on habituellement que du robinet du milieu, qui, au-dessous des trois autres, et à huit pouces du sol, fournit en même temps l'eau la plus chargée, et en donne une plus grande quantité. Le quatrième robinet, écarté des autres et placé à droite sur le bord du rocher, fournit une eau qui n'a aucune des qualités médicinales de celles fournies par les trois autres; elle ne contient pas un atôme de fer, mais seulement du sulfate et du carbonate de chaux en plus grande proportion qu'une fontaine ordinaire. On reconnaît, à différents trous abandonnés, que les eaux se déplaçaient quelquefois, et qu'on est obligé de reporter plus bas, plus haut ou de côté, les cylindres ou robinets de sureau. En prenant un petit escalier, situé à la gauche du rocher, on trouve une excavation de main d'homme, de forme arquée, de 8 à 10 pieds de diamètre, peu profonde, adossée au rocher, contenant de l'eau presque stagnante; on y a conservé du poisson autrefois. Puis, en suivant le bord du rocher à gauche, on arrive à une autre excavation peu profonde, qui paraît naturelle, et renferme beaucoup d'eau; celle-ci n'a rien offert de remarquable. »

En 1847, M. le docteur Bayard s'était occupé de l'analyse des eaux de Château-Gontier, et du dépôt qu'elles forment; il y a constaté la présence de l'arsenic, métal que l'on extrait d'un certain nombre d'eaux minérales ferrugineuses. Ces recherches sont mentionnées dans le mémoire présenté à l'Académie des Sciences par M. J.-B. Chevalier, chimiste et professeur à l'École de Pharmacie de Paris.

En 1848, M. le docteur Bayard vint habiter à Château-Gontier; la source était à cette époque à peu près dans le même état d'abandon décrit par M. Touchaleaume; les éboulements de terre et les immondices, accumulés depuis vingt ans, en rendaient l'accès d'autant plus difficile qu'on ne parvenait à la source qu'en traversant une masure en ruines. Devenu acquéreur des terrains de Pougues et du rocher dit de Versailles, M. Bayard s'occupa à dégager la source et à séparer les eaux selon leur nature différente. Des travaux considérables de déblaiement furent exécutés avec une grande intelligence.

Dans la pensée du nouveau propriétaire, l'excavation de main d'homme, faite en forme de voûte, devait être la source primitive comblée par les éboulements successifs du rocher contre lequel la voûte est adossée. Son attente ne fut pas déçue, car, après avoir fait enlever environ six à huit mètres cubes de terre vaseuse et de dépôts ocracés, il reconnut un bassin creusé dans le roc, profond de 70 centimètres, large de 85, et occupant tout l'espace compris entre les murs. L'ancien canal d'écoulement était obstrué par l'accumulation de dépôt rougeâtre, et on rencontra les dallages du sol et des parois ainsi que les tuyaux de plomb.

Après avoir fait vider complètement le bassin, M. Bayard constata qu'à l'extrémité gauche il recevait d'en haut, par une ouverture supérieure aux tuyaux de plomb, de l'eau limpide nullement ferrugineuse, qui se mêlait à l'eau minérale. Celle-ci sortait du fond du bassin, au pied du rocher, par des jets multiples, et une force de projection de 80 centimètres, à travers une couche argileuse tendre, de couleur grise étant humide, et passant au jaune rouge par la dessiccation. La puissance de cette couche très profonde n'est que d'un mètre au-dessus du bassin ; elle est surmontée par des masses de fer hématite, mêlé d'argile et de schiste, de 12 mètres de hauteur.

La voûte a 2 mètres 15 centimètres de largeur entre les murs. Son élévation sous la clef est de 2 mètres 70 centimètres. Le fond du rocher et les parois sont tapissés de mousses, de lichen, de capillaires.

Source de Saint-Julien ou de la Vieille-Voûte.— Pour séparer l'eau ordinaire des eaux minérales, on a élevé des briquetages cimentés, qui divisent le bassin en deux parties; à gauche, l'eau est limpide et bleuâtre; à droite, l'eau minérale est jaune et surchargée par une couche irisée.

Source de la Voûte-Neuve. — Dès que le pied du rocher fut déblayé, on reconnut qu'il suffisait de cliver obliquement de haut en bas les couches schisteuses pour que l'eau minérale s'élevât avec une force ascensionnelle très remarquable. Sur la droite du rocher, l'eau pure s'écoulait comme autrefois, mais en suintant directement, d'une hauteur de 2 mètres environ.

Ces sources ont été séparées en deux bassins recouverts par une voûte en brique, large de 3 mètres.

CARACTÈRES PHYSIQUES.

Au moment de son émission, l'eau minérale est d'une limpidité parfaite, sans odeur, elle a une saveur styptique et ferrugineuse. La température moyenne est de + 7° centigrades. Une multitude de petites bulles se dégage de l'eau lorsqu'on la reçoit dans un verre, et, si on l'abandonne à l'air, la surface prend une nuance irisée. Des flocons jaunâtres sont suspendus dans le liquide, et au bout de quelques heures le fond et les parois du vase sont couverts d'une couche de dépôt jaune-rougeâtre.

L'eau de source de la voûte neuve est transparente, limpide; celle de la vieille voûte, exposée au soleil et à l'air libre a une nuance jaune-rougeâtre; les flocons y abondent et sa saveur est plus atramentaire.

Aucun insecte ne peut vivre dans l'eau minérale; ceux qui tombent accidentellement dans les bassins y périssent promptement, leur corps se couvre de dépôt jaunâtre qui augmente leur poids et les entraîne au fond; après plusieurs mois de séjour, ils sont transformés en une matière pulvérulente noire (carbure et sulfure de fer). Les végétaux ne s'y développent pas spontanément; toutefois, à l'examen microscopique, on y aperçoit quelques conferves filamenteuses.

CARACTÈRES CHIMIQUES.

Pour ce qui est des propriétés chimiques des eaux minérales de Château-Gontier, l'analyse faite d'abord par MM. Duclos et Dupaty, en 1767, puis par MM. Touchaleaume et Bécœur, en 1825, a été l'objet d'un travail spécial et d'un rapport à l'Académie de Médecine dans sa séance du 9 juillet 1850, par M. Ossian Henry. Voici les termes de ce rapport :

« M. le docteur Bayard, aujourd'hui propriétaire de » l'établissement thermal de Château-Gontier et des sources » ferrugineuses, a réclamé auprès de M. le Ministre du » Commerce et de l'Agriculture qu'une nouvelle analyse » de ces eaux fut faite dans le laboratoire de l'Académie » de Médecine. C'est par suite de cette demande qu'une » lettre ministérielle, en date du 16 novembre 1849, nous » est parvenue et que le travail a été renvoyé à la Com- » mission des eaux minérales.

» L'eau ferrugineuse de Château-Gontier est connue » depuis nombre d'années sous le nom d'eau de Pougues

» rouillée, et ses propriétés médicales, constatées par » l'expérience, ne se sont jamais démenties.

» Devenues aujourd'hui la propriété de M. le docteur » Bayard, ce médecin, habile et consciencieux, a voulu » leur donner toute l'importance qu'elles paraissent mé- » riter. En conséquence, il a su, par des travaux conçus » avec intelligence, mieux capter les sources, les réunir et » en augmenter beaucoup le produit.

» Il n'était donc pas inutile d'en reprendre l'analyse faite » en 1825, et déjà avec beaucoup de soin par MM. Tou- » chaleaume et Bécœur.

» Les résultats ont été obtenus, tant avec les échantil- » lons expédiés très soigneusement et accompagnés de » certificats de puisement très réguliers, qu'avec le dépôt » ocracé pris dans les bassins des sources mêmes ; ils dé- » montrent que l'eau de Château-Gontier, mieux captée » maintenant, et sans doute plus pure, s'est accrue sensi- » blement en principes minéralisateurs.

» Voici la composition que nos essais nous conduisent » à assigner à l'eau de Château-Gontier, supposée intacte » et pour 1,000 grammes de liquide :

Acide carbonique libre, 1/8 du volume.	
Bicarbonate de chaux................	} 0gr4556
— de magnésie..........	
Sulfate de chaux et de soude (anhydres).	0. 1000
— de magnésie....................	0. 5200
Chlorure de sodium.................	} 0. 2004
— de magnésium............	
Nitrates...................... traces.	
Silice et alumine (silicates)............	0. 0170
Crenate et apocrenate de fer.........	} 0. 1040
Carbonate de fer....................	
Manganèse.................... indices.	
	1gr3970

Principe arsenical sensible dans le dépôt ocracé de la source.

» Le dépôt ocracé était formé de carbonate terreux, de » sesquioxyde de fer, avec de légères traces de manganèse » et de principe arsenical, enfin d'alumine et de sable, et » d'une matière organique (acide crénique et apocrénique » ou analogue), unie en partie au fer.

Les principes minéralisateurs sont de....	13.970	1:000
Pour eau supposée pure	0.986.030	

» L'eau minérale de Château-Gontier sort d'un terrain » schisteux, à peu de distance des bords de la Mayenne; » sa température est froide, et elle offre tous les caractères » des eaux essentiellement ferrugineuses; saveur atramen- » taire, coloration en pourpre ou en noir par la teinture de » noix de Galles, en bleu par les prussiates rouge et jaune » de potasse, puis dépôt ocracé le long de son parcours; » elle accuse en outre aux essais qualificatifs et aux réac- » tifs, la présence de bicarbonate terreux, de chlorures, de » sulfates, de la silice, de l'alumine, de la chaux, de la ma- » gnésie, de la soude et d'une matière organique. Nous « n'y avons trouvé aucune trace d'iode ou de principe » iodique.

» Pendant son séjour en bouteille, le fer s'en sépare » presque complètement à l'état de sesquioxyde uni à une » matière organique que nous assimilons aux acides cré- » niques et apocréniques, composés primitivement solu- » bles, mais devenus insolubles par la suroxydation du » métal.

» L'eau de Château-Gontier possède des propriétés mé- » dicales reconnues depuis fort longtemps. Par sa compo- » sition, elle offre des analogies avec l'eau de Spa (sources » de la Geronstère). Grâce à l'administration intelligente

» du docteur H. Bayard, grâce au désir qu'il a de donner
» une plus grande importance à l'établissement thermal
» dont il prend la direction, il n'y a pas de doute que
» l'eau de Château-Gontier ne puisse occuper bientôt un
» bon rang parmi nos richesses hydrologiques.

» Nous croyons, en conséquence, qu'il y a lieu d'accor-
» der l'autorisation d'exploiter cette eau minérale ancien-
» nement connue, depuis longtemps déjà utilement em-
» ployée, et dont l'exploitation doit donner au pays des
» avantages incontestables. »

CLASSIFICATION. — FORMATION.

En général, l'analyse n'a démontré jusqu'ici qu'un nombre assez restreint de substances qui entrent dans la composition des eaux minérales. On y rencontre un fort petit nombre d'acides et un très petit nombre de bases se saturant réciproquement, ou au moins pour l'ordinaire. Quand la saturation n'est pas complète, ce sont toujours les acides qui sont en excès, jamais les bases.

Les eaux de Château-Gontier, d'après l'analyse que nous venons d'exposer, contiennent toutes les substances, en quantité plus ou moins considérable, que la chimie a reconnues dans les eaux que l'on désigne sous l'expression habituellement employée d'*eaux minérales ;* et l'examen attentif de la quantité des sels qui la composent font voir de suite que leur véritable désignation serait plus exactement traduite par la dénomination d'*eaux médicinales, aquæ medicatæ*, comme on les appelait autrefois, par l'idée qu'elle éveille de leur emploi exclusif dans la thérapeutique. En effet, ces eaux contiennent parmi les acides :

De l'acide carbonique, — de l'acide sulfurique, — de

l'acide chlorhydrique, — de l'acide azotique, — de l'acide arsénique, — et de l'acide crénique.

Parmi les bases, l'alcali suivant : la soude ; parmi les terres, la chaux, la magnésie ; parmi les métaux, le protoxyde de fer et de manganèse ; et enfin deux corps que l'on ne doit pas, selon nous, considérer comme indifférents, ce sont l'acide silicique et l'alumine.

En se plaçant au point de vue chimique, on est frappé de la quantité d'acide sulfurique qui domine les autres acides, et de la prédominance des bases terreuses, la chaux et la magnésie, et du protoxyde de fer qui se trouve associé aux acides carboniques et créniques. Toutefois l'acide carbonique existe dans une proportion supérieure aux autres acides à l'état libre et à l'état de carbonates ; c'est ce qui autorise le classement chimique des eaux de Château-Gontier parmi les *eaux acidules*. Cette proportion d'acide carbonique est, il faut l'avouer, considérablement diminuée au point d'émergement de ces eaux, parce que l'excès de gaz se dégage dans les dernières portions de leur cours souterrain.

D'après cela dans une bonne classification d'eaux minérales, celles qui nous occupent doivent être placées parmi les *eaux carbonatées, à base terreuse ferrugineuse*, si communes en France, et qui occupent principalement les plaines du nord et du midi, et les massifs du nord-ouest et du nord-est. La richesse de leur composition les place au premier rang parmi toutes les eaux acidules ferrugineuses froides de France.

Dans les massifs du nord-est et du nord-ouest, et dans les deux grandes régions de plaine qui entourent circulairement au nord et au sud la gibbosité centrale, on observe que sous le rapport des éléments constitutionnels, dans les sources froides de ces régions, les carbonates l'emportent sur les chlorures et les sulfates; mais surtout l'élément calcaire sur l'élément sodique. Les eaux de Château-Gontier ont cela de remarquable, et en quelque sorte d'exceptionnel, c'est qu'elles sont les seules où l'on remarque la prédominence des sulfates, prédominance qui permet de rapprocher leur composition de celles de Loësch, de Saint-Amand et de celles de Sedlitz, de Seidschutz, d'Epsom et de Püllna, qui ont aussi pour principe prédominant le sulfate de magnésie.

Tant qu'à la formation des eaux de Château-Gontier, elles sont évidemment le résultat de l'infiltration dans les couches perméables du sol d'une certaine portion des eaux pluviales qui, trouvant enfin une couche imperméable, en ont suivi le plan le plus supérieur jusqu'à ses effleurements. Dans son parcours souterrain, l'eau a dû se charger nécessairement de toutes les substances qu'elle a pu dissoudre, quelques-uns de ces éléments solubles se présentant tout formés dans les terrains, par exemple le sulfate de chaux et le chlorure de sodium.

La faculté dissolvante des eaux a dû nécessairement s'accroître dans une proportion considérable par la présence de l'acide carbonique, en donnant la faculté de dissoudre, à l'état de bicarbonate, les bases terreuses et métalliques, et, comme l'ont démontré MM. Fournet et Ebelmen, celle d'agir à froid et sous la pression ordinaire sur les minéraux silicatés, en entraînant des bicarbonates et de l'acide silicique.

PROPRIÉTÉS THÉRAPEUTIQUES.

L'action des eaux minérales se révèle par des effets

physiologiques communs à toutes les sources, et par des effets spéciaux, suivant l'aggrégat chimique prédominant. Entraîné par l'absorption jusque dans les ramifications les plus déliées du système vasculaire, le liquide minéral pénètre dans les tissus de l'économie et leur communique un nouveau mouvement, une nouvelle vie, d'où résulte une excitation plus ou moins marquée de tout l'organisme.

Les eaux acidules ferrugineuses de Château-Gontier ont cette propriété excitante commune à presque toutes les eaux minérales, et de plus, elles ont pour agents d'action spéciale les sels de fer, les bicarbonates et les sulfates de chaux et de magnésie, puis les chlorures et l'acide carbonique.

La quantité des sels de magnésie et de chaux leur donne une grande analogie de composition et d'action avec les eaux de Contrexeville et de Pougues (Nièvre). Cette observation est quelque peu importante, si l'on veut bien remarquer :

1° Que ces deux sources sont les seules qui aient une grande réputation dans le traitement des maladies des organes génito-urinaires;

2° Que l'élément principal, le carbonate de chaux, se retrouve comme partie essentielle dans tous les remèdes vantés contre la gravelle; les coquilles d'escargot de Pline, l'eau de chaux de Witt, le fameux spécifique de Stevens, composé de coquilles d'œufs et de quelques diurétiques;

3° Enfin, que pour le célèbre Brandes, la magnésie était la médecine héroïque de la gravelle.

Ces deux sels ont en outre l'avantage de pouvoir être pris sans aucune espèce de danger pour les voies digestives, tandis que les carbonates de soude et de potasse, parties actives des eaux de Vichy, Luxeuil, Néris, etc., sont beaucoup moins innocentes.

Les sels de magnésie et de chaux, outre les sels de fer, sont aussi la cause des bons effets de l'eau de Château-Gontier dans le traitement des affections de l'estomac, puisqu'ils sont aussi la base des médicaments très anciennement reconnus contre les maladies des voies digestives, par exemple, la poudre d'yeux d'écrevisses, etc., dans ces derniers temps le saccharate de chaux, que M. Trousseau a employé avec le plus grand succès contre les diarrhées chroniques des enfants.

Après ces sels viennent, comme agents thérapeutiques, les crénates, apocrénates et carbonates de fer, qui existent en si grande abondance. Ces sels de fer donnent à ces eaux toutes les propriétés particulières aux préparations ferrugineuses.

Chacun sait que le fer est un des principaux éléments du sang, et que sa diminution entraîne des accidents qui disparaissent sous l'influence des préparations ferrugineuses, et c'est à ce titre que se recommandent les eaux ferrugineuses, dont la vogue s'est notablement accrue depuis quelques années. Il est généralement reconnu que le fer augmente la plasticité du sang, sa coloration, et qu'à cet égard il est un puissant modificateur de l'organisme.

Dans les eaux de Château-Gontier, la combinaison de l'oxyde de fer, avec les acides carbonique et crénique, imprime à ce métal une certaine modification, de sorte que son action tonique en paraît accrue et que la digestion en est manifestement plus active. Les autres sels et les autres principes constituants de ces eaux, en facilitant la dissolution du fer dans les liquides du corps humain, le rendent plus assimilable et augmentent l'étendue de son pouvoir curatif. C'est ce qui explique pourquoi des malades, que des préparations artificielles de fer n'avaient pu rendre à la santé, ont été guéris assez promptement par l'usage de ces sources.

Les eaux de Château-Gontier sont donc chargées des principes les plus nécessaires à la thérapeutique ; elles sont *toniques* et *stimulantes*, et leur emploi est indiqué dans les maladies constitutionnelles ou diathésiques qui entraînent certaines altérations du sang, et dans quelques affections locales de l'estomac, de l'intestin et de l'appareil génito-urinaire. [1]

1 Voir *De l'Emploi médical des Eaux minérales de Château-Gontier*, par le Dr Ém. Mahier. Paris, 1855, chez Labbé, éditeur.

RÉSUMÉ.

I. — Le sol de l'arrondissement de Château-Gontier est composé de terrains de transition que l'on distingue en plusieurs groupes, selon la nature de leurs roches.

Les phyllades ou chistes argileux y prédominent.

II. — Les *eaux courantes* qui parcourent ce territoire constituent deux bassins principaux, celui de la Mayenne, celui de l'Oudon et le versant de la Sarthe.

Ces eaux, étudiées pendant une année, ont donné des températures variant de + 4° à + 24° centigrades, et des titres hydrotimétriques qui varient également de 5° à 23°, suivant la nature des terrains sur lesquels elles coulent.

Les principaux cours d'eaux n'exercent pas une influence fâcheuse sur la santé publique ; il n'en est pas de même des ruisseaux et autres petits cours d'eaux qui, à certaines époques, deviennent stagnants.

Aucune de ces eaux courantes ne saurait être employée dans l'alimentation sans avoir été préalablement épurée.

Leur usage en agriculture est beaucoup trop restreint, les irrigations et les drainages sont insuffisants.

Dans l'industrie, elles rendent des services incontestables.

L'eau de la Mayenne, étudiée pendant une année, a donné un titre hydrotimétrique moyen de 5° 50, et une température variable de + 4° à + 25°.

Son cours est peu rapide, et à certaines époques elle est fortement chargée de substances organiques.

L'eau de la Mayenne ne saurait être employée, dans l'alimentation publique, sans être filtrée et refroidie en été.

III. — Les *eaux stagnantes* sont très fréquentes, quoique l'arrondissement ne soit pas, à proprement parler, un pays marécageux.

La plus grande partie de l'hygiène publique de nos campagnes réside dans l'étude des eaux stagnantes qui constituent les étangs, les mares, les viviers et toutes les nombreuses flaques d'eaux croupissantes qui entourent les habitations.

La plupart des fièvres typhoïdes, muqueuses, dyssentériques, intermittentes, etc., que l'on observe si fréquemment dans les bourgs et les campagnes, sont dues à la distillation des produits décomposables accumulés à la surface du sol, distillation à laquelle les eaux stagnantes donnent lieu sous l'influence de la chaleur à certaines époques de l'année.

On ne s'occupe pas assez de la police hygiénique des campagnes à cet égard.

Un médecin devrait être attaché à chaque comice agricole, dans le but de dicter les règles de l'hygiène propres au canton, à la commune et aux habitations des fermes.

IV. — Les *eaux potables* de l'arrondissement présentent des qualités diverses, selon les terrains d'où elles proviennent. Elles sont toutes fournies par des puits ou des pompes. Il n'existe jusqu'ici, dans aucune ville, dans aucun bourg, de distribution d'eaux publiques.

Examinées dans les villes et la plupart des bourgs,

les eaux potables nous ont donné des titres hydrotimétriques fort élevés, dans quelques campagnes nous en avons rencontré de parfaites dont le titre ne dépassait pas 18° et 20°.

Certaines eaux potables engendrent des maladies chez les personnes délicates qui en font usage.

Une bonne distribution d'eaux publiques est facile à établir à Château-Gontier et dans la petite ville de Craon. Dans les bourgs et dans les campagnes, le plus grand nombre des puits devrait être remplacé par des citernes.

Les toits des églises et des maisons communes devraient être entretenus à cet égard dans un pays où il tombe 65 centimètres cubes d'eau.

V. — L'arrondissement de Château-Gontier ne possède que les eaux minérales ferrugineuses, situées dans la ville même de Château-Gontier.

Ces eaux, connues depuis le xve siècle, appartiennent aux eaux carbonatées, à bases terreuses, ferrugineuses, si communes en France.

L'analyse en a été faite à nouveau par M. Ossian Henry, et, d'après son rapport, une nouvelle autorisation d'exploitation a été accordée en 1850.

Ces eaux minérales sont abondantes et très fréquentées ; elles sont administrées comme stimulantes et toniques dans les affections causées par la débilité, particulièrement dans l'anémie et la chlorose. Une ancienne réputation leur accorde une grande efficacité contre certaines maladies de l'appareil génito-urinaire, aussi les a-t-on toujours désignées sous le nom d'Eaux de Pougues rouillées. [1]

1 Par analogie sans doute de cette propriété avec celle des Eaux de Pougues de la Nièvre si vantées contre la gravelle.

EXPLICATION DE LA CARTE.

On a cadastré tout le territoire, dit M. Reveillé-Parise, évalué la valeur de ses produits sous le rapport de l'impôt, pourquoi donc ne pas étudier ce même territoire sous le rapport de ses influences physiques et morales sur les habitants? Pourquoi ne pas cadastrer leur vie, leurs usages, leurs mœurs, leur conformité avec le *climat* et le *sol*, objet des plus essentiels et pourtant tout à fait négligé?

Pénétré des observations et des idées d'un tel maître, nous avons compris depuis longtemps combien les *topographies médicales*, bien faites, largement conçues, offrent d'intérêt aux médecins, aux gens instruits, et présentent de ressources précieuses aux autorités locales dans une foule de cas déterminés. C'est dans ce but que nous nous sommes efforcé de retracer la topographie médicale de l'arrondissement, * dont ces *recherches hydrologiques* ne sont qu'une des parties, et de dresser une carte indiquant la position et les diverses conditions hygiéniques des lieux soumis à cette étude.

En désignant la nature des terrains, l'altitude des sources, la qualité et la direction des cours d'eaux, l'exposition des localités et les principales voies de communication établies d'un lieu à un autre, nous avons voulu jeter les bases d'une *carte hygiénique* du pays, qu'il serait facile de compléter en y ajoutant chaque année la marche des épidémies et les observations météorologiques par canton et même par commune.

* *Essai de Topographie médicale.* — Arrondissement de Château-Gontier. — Mémoire présenté à l'Académie de Médecine, et qui a donné lieu à un rapport de M. le docteur Vernois, au nom d'une commission composée de MM. Chatin, Guérard et Vernois (Séance du 12 juillet 1864).

Cette topographie est ainsi divisée : 1° Étude du sol de l'arrondissement, constitution minéralogique et géologique; 2° Météorologie; 3° Hydrologie; 4° Habitations; 5° Population; 6° Maisons d'éducation; 7° Professions; 8° Alimentation; 9° Mœurs et coutumes, prostitution; 10° Asiles, bureaux de bienfaisance et hôpitaux; 11° Cimetières et voiries; 12° Maladies endémiques et épidémiques; 13° Maladies chroniques, aliénation mentale; 14° Médecine légale, charlatanisme.

Ce travail exécuté avec force et discernement par toute la France dans chaque département ou mieux dans chaque bassin des fleuves et des rivières de quelque importance, offrirait un recueil des plus utiles et des plus intéressants aux médecins praticiens, et donnerait des garanties puissantes pour la salubrité et l'hygiène des populations.

La carte que nous joignons à ces études représente la surperficie de l'arrondissement de Château-Gontier, la composition géologique et minéralogique du sol, les cours d'eaux qui le parcourent, étudiés depuis leurs sources ou leur entrée dans l'arrondissement jusqu'à leur point d'émergence ou de sortie du territoire, en désignant leurs altitudes, leurs trajets et la qualité chimique de leurs eaux, variant selon la nature du terrain parcouru; les étangs et les marais;

La situation des principaux centres de populations, les villes, les chefs-lieux de canton, les bourgs et les villages, leur altitude, et la valeur des eaux potables de chaque commune indiquée par leur titre hydrotimétrique moyen, résultat de nombreuses analyses et recherches locales ;

Les principales voies de communication qui sillonnent l'arrondissement, magnifique réseau dont le développement a tant servi à l'amélioration de l'hygiène des bourgs et des campagnes, et que doit prochainement compléter l'achèvement des chemins vicinaux;

Enfin les forêts et les bois de quelque importance et les principales exploitations industrielles qui nécessitent l'agglomération d'ouvriers spéciaux.

Pour compléter ce que nous entendons par carte hygiénique dont celle-ci ne peut être qu'un canevas, il faut ajouter à ces indications le chiffre de la population de chaque localité, des signes marquant l'état hygiénique des maisons d'école, les petits hôpitaux des bourgs, les localités insalubres, la situation des voieries et des cimetières, enfin la marche saisonnière des maladies endémiques et des épidémies.

TABLE DES MATIÈRES.

CHATEAU-GONTIER, IMPR. J.-B. BEZIER.

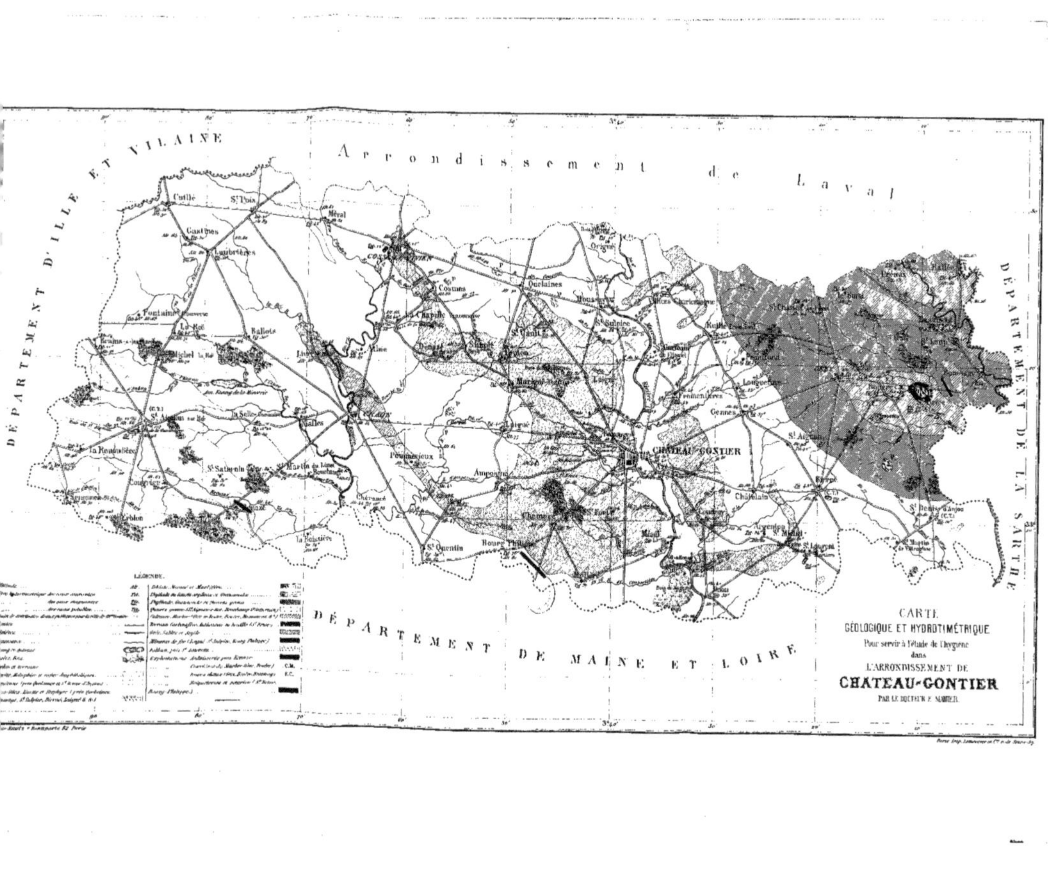
CARTE
GÉOLOGIQUE ET HYDROTIMÉTRIQUE
Pour servir à l'étude de l'hygiène
dans
L'ARRONDISSEMENT DE
CHATEAU-GONTIER
Arrondissement de Laval
DÉPARTEMENT D'ILLE ET VILAINE
DÉPARTEMENT DE LA SARTHE
DÉPARTEMENT DE MAINE ET LOIRE
CHATEAU-GONTIER
LÉGENDE

www.ingramcontent.com/pod-product-compliance
Ingram Content Group UK Ltd.
Pitfield, Milton Keynes, MK11 3LW, UK
UKHW020252250726
13967UKWH00004B/1637

9 782013 048637